献给

热爱生活、关注颈椎健康的朋友们！

国家星火计划培训丛书

大众健康系列

颈椎病

防治指南

老百姓实用版

主　　编：薛明新　宋永伟

副 主 编：李志强　史相钦　吴振清

杨耀州　张仕年　赵红霞

赵鹏飞

编　　委：贾春霞　刘继权　莫湘涛

陶　琦　王孝辉　张　虹

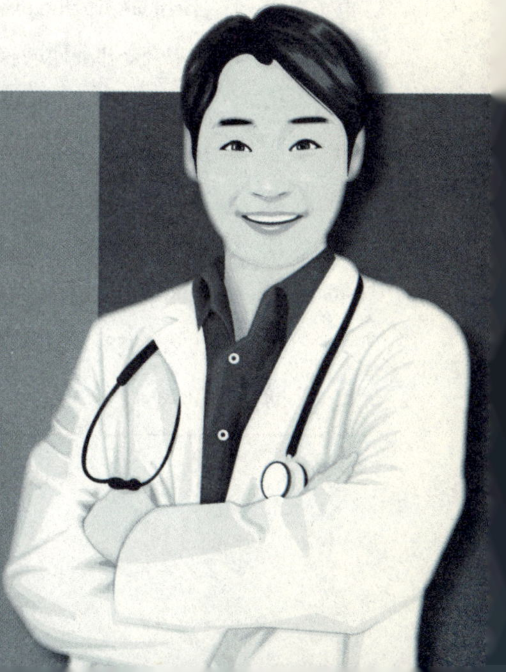

九州出版社

JIUZHOUPRESS

图书在版编目（CIP）数据

颈椎病防治指南 / 薛明新，宋永伟主编；李志强等编.
—北京：九州出版社，2009.12
ISBN 978-7-5108-0252-2
Ⅰ.①颈… Ⅱ.①薛… ②宋… ③李… Ⅲ.①颈椎－脊椎病－防治－指南 Ⅳ.①R681.5-62
中国版本图书馆CIP数据核字（2009）第221685号

颈椎病防治指南

作　　者	薛明新 宋永伟 主编
出版发行	九州出版社
出 版 人	徐尚定
地　　址	北京市西城区阜外大街甲35号（100037）
发行电话	（010）68992190/2/3/5/6
网　　址	www.jiuzhoupress.com
电子信箱	jiuzhou@jiuzhoupress.com
印　　刷	北京合众伟业印刷有限公司
开　　本	710毫米×1000毫米　16开
印　　张	10
字　　数	130千字
版　　次	2009年12月第1版
印　　次	2009年12月第1次印刷
书　　号	ISBN　978-7-5108-0252-2
定　　价	19.80元

前　言

随着生活与工作节奏的加快，计算机的普及和其他不利颈椎健康因素的存在，如长久低头伏案工作，不正确的睡姿，睡觉枕头过高等，造成颈部损伤及劳损的机会越来越多。脖子痛、手麻、头晕等颈椎病常见的症状悄然伴随在很多人的生活中。不到难以忍受，人们几乎不会因为这些小毛病就医。然而，我国颈椎病患者在逐年增多，患病年龄也有低龄化的趋势，公务员、教师、驾驶员、外科医生、刺绣工人、足球运动员和杂技演员等颈椎病的患病率比一般人群高 4~6 倍。这不能不引起我们的高度重视。

颈椎病是由于颈椎间盘退行性变、颈椎骨质增生所引起的一系列临床症状的综合征。颈椎病可分为颈型、神经根型、脊髓型、椎动脉型、交感神经型和混合型，临床常表现为颈、肩臂、肩胛上背及胸前区疼痛不适，手臂麻木无力，肌肉萎缩，头晕头痛等，严重的甚至可出现四肢瘫痪。可发生于任何年龄，以 40 岁以上的中老年人居多。颈椎病是多种疾病的根源，其退行性病变是一个长期、缓慢的过程，并非一日之寒。该病具有发病率高，治疗时间长，治疗后极易复发等特点。颈椎病是临床上困惑较多的疾患，同时也是影响广大百姓健康的常见疾病之一。

颈椎病已不仅是中老年人的宿敌，它的阴影日渐投向年轻学生和白领。本书为预防保健书，详尽而通俗地介绍了颈椎病的病因与病理、类型、主要疾病鉴别、预防和自我保健及各种治疗方法；特别将经过中西医临床应用后取得良好效果的各种疗法向读者一一呈现。但需要说明的是，由于每位患者的年龄、疾病与身体状况、个人受教育背景及心理状态等各有不同，所以具体的诊断和治疗应接受专科医师的指导。切忌有病乱投医，应选择当地有影响的正规大医院或专科中心诊治。

本书编写和出版过程中得到承德颈复康药业的大力支持，在此表示感谢。

期望本书能为广大读者答疑解惑，并起到抛砖引玉的作用。作者虽对治疗颈椎病有一定的心得，但才疏识浅，工作繁忙，参考的资料有限，谬误之处在所难免，恳请同道们不吝赐教。

本书主编

2009 年 11 月

序

颈复康药业始终致力于应用民族文化的瑰宝，传承中国传统医药文明，以仁爱、真诚的职业道德观念为现代人提供高品质的产品和服务，同时倡导消费者树立起全新的医疗保健文化理念。欣闻编辑《颈椎病防治指南》一书，我们感到非常必要，也很荣幸能尽点绵薄之力。

颈椎病是中老年人的常见病，多发病。近些年来，随着人们生活节奏的加快和生活方式的改变，颈椎病呈现高发和年轻化的趋势。可以说，唤起大众对颈椎健康的重视是一件刻不容缓的事情。颈复康药业作为颈椎病治疗药品专业生产厂家,开发的独家产品“颈复康颗粒”上市 20 多年以来，使无数颈椎病患者恢复了健康，我们感到非常欣慰。颈复康颗粒已成为广大颈椎病患者家庭必备药。然而，处于颈椎病治疗市场的一线，我们也见到许多案例：有不重视颈椎疾病初期信号而贻误病情的；有因为没有及时科学合理用药导致严重后遗症等。这些都说明普及颈椎健康知识，指导合理用药的重要性。

《颈椎病防治指南》一书由著名的洛阳正骨医院和江苏省中医院的骨科专家和推拿针灸专家倾力编写。可以说，来自于这两家中医名院的作者都是颈椎病治疗领域的行家里手。中央电视台热播的电视剧《大国医》讲述的正是洛阳正骨医院的传奇发展史，郭氏平乐正骨已有两百余年行医史，德高医精，闻名遐迩。江苏省中医院是我国学术水平和综合能力始终保持在全国中医系统领先地位的著名大型综合性中医院。

《颈椎病防治指南》详尽介绍了颈椎病的病因病理，临床症状及各种颈椎病的诊断，非常全面的治疗方法，同时也介绍了颈椎病预防和护理知识。本书还对容易出现误诊的颈椎病潜伏症状也作了介绍。相信这本由名院专家编写的医学健康读物一定能对广大的颈椎病患者和家属，以及基层临床医生提供有益的参考。

药品虽然可以医治疾病，但毕竟不能因此而放松警惕，放任不良的生活习惯和方式，毕竟健康的身体才是最重要的。假如我们能养成良好的生活习惯，就能远离或减轻颈椎病的困扰。所以读这本书吧，您一定会有收获的。

承德颈复康药业集团有限公司

李沈明

2009 年 11 月

目 录

第一章 认识颈椎病

第二章 警惕颈椎病潜伏

目 录

目录

第五章　颈椎病的非手术疗法

目 录

第一章

认识颈椎病

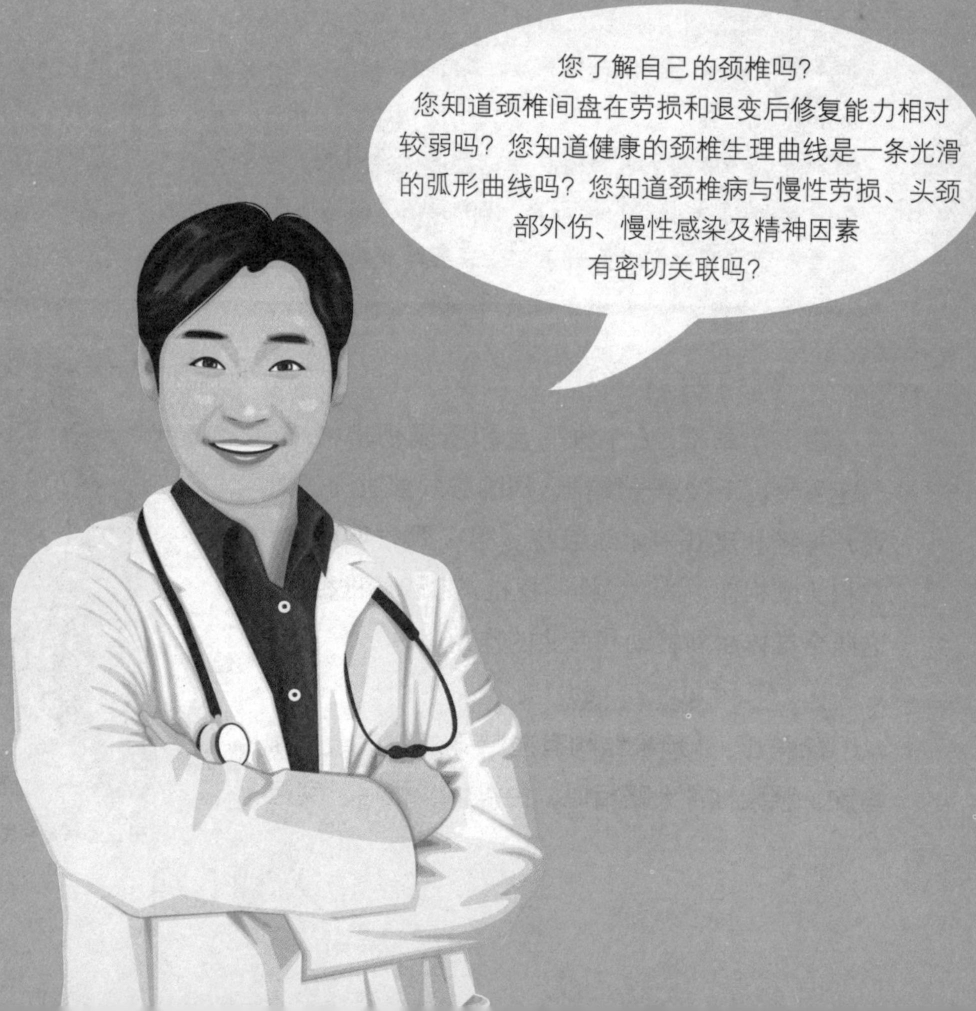
您了解自己的颈椎吗?
您知道颈椎间盘在劳损和退变后修复能力相对较弱吗？您知道健康的颈椎生理曲线是一条光滑的弧形曲线吗？您知道颈椎病与慢性劳损、头颈部外伤、慢性感染及精神因素有密切关联吗?

一、人体颈椎的解剖学结构和功能

脊柱俗称“脊梁骨”，是人体的中轴，自上而下有颈椎 7 块、胸椎 12 块、腰椎 5 块、1 块骶骨（由 5 块骶椎合成）和 1 块尾脊骨（由 4 块尾椎合成）共 26 节椎骨与相应的椎间盘、关节和韧带等紧密联结而成。它上连颅骨，中部与肋骨相连，下端和髋骨组成骨盆。脊柱负责支撑人体的头部及躯干，提供身体扭转、俯仰所需的弹力，起着支持体重、传递重力和保护脊髓、脊神经根及其血管的作用。颈椎在椎骨中体积最小、但活动度最大，解剖生理功能复杂，容易受到外伤及劳损，这些都成为颈椎伤病发生、发展的基础。接下来，我们具体了解一下颈椎的解剖学结构和功能，看看究竟有哪些客观的因素导致颈椎如此脆弱，容易受到伤害。

1. 颈段脊柱的构成

由 7 个颈椎、6 个椎间盘和所属韧带构成，上连颅骨，下接第一胸椎，周围被颈部肌肉、血管、神经和皮肤等组织包绕。第 1 颈椎叫环椎，它和头颅相连，第 2 颈椎叫枢椎，它和环椎相连，这两个椎体起到转动和点头的作用。

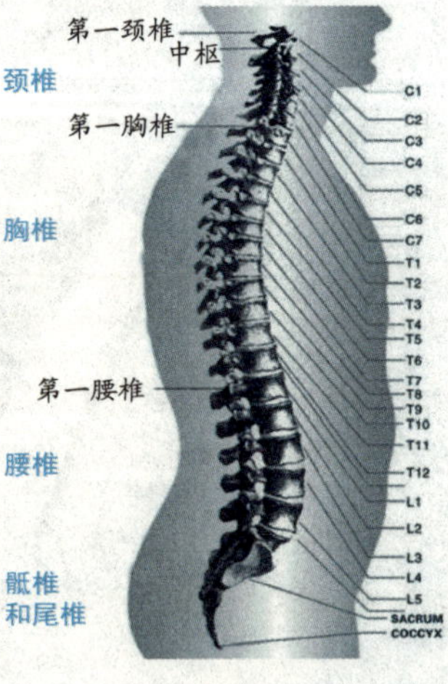

图1 脊柱示意图

2. 颈椎的解剖结构

除第 1、2 颈椎结构有些特殊外，其余颈椎与胸、腰段椎骨大略相似，由椎体、椎弓、突起

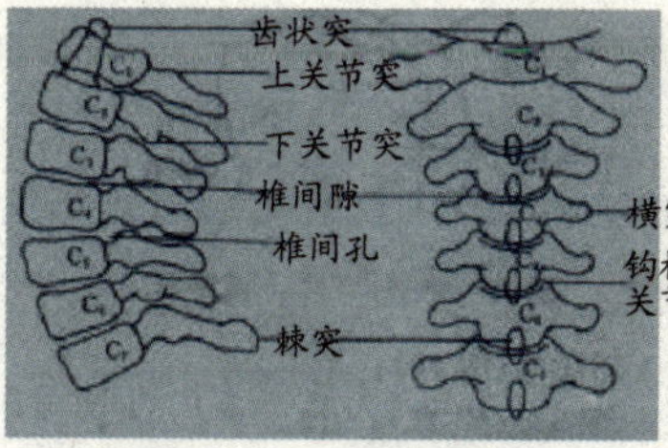

图2 颈椎正常解剖图

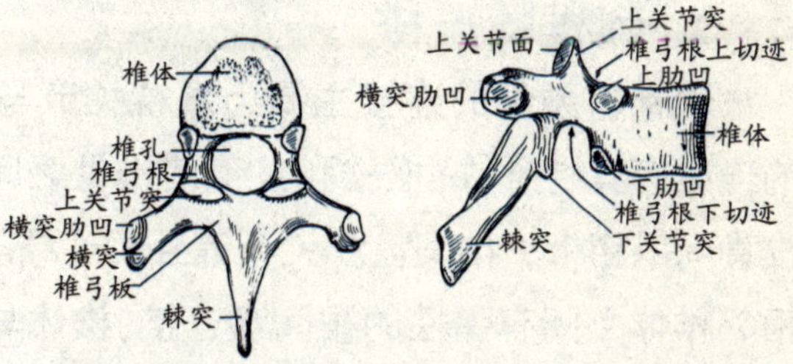

图3 椎骨的一般形态（胸椎为例）

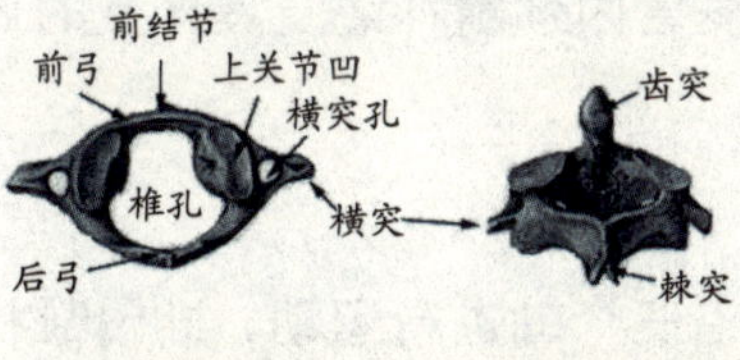

图4 颈椎解剖图

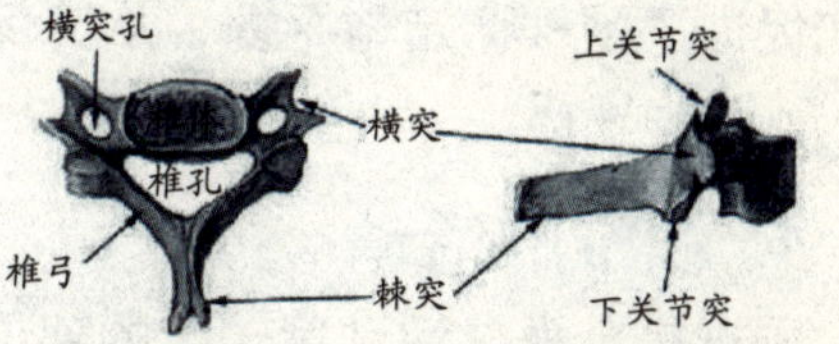

图5 颈椎解剖图

（包括横突、上下关节突和棘突）等组成。椎体在前，椎弓在后，两者环绕共同形成椎孔。各椎孔相连构成椎管，其内有脊髓、神经根、血管等通过。椎体上面周缘的两侧偏后方，有山嵴状突起，称为钩突。钩突与相邻的上一椎体下缘侧方的斜坡对合，构成钩椎关节，此关节能防止椎间盘向侧后方突出，但当因退行变化而发生增生时，增生的骨刺则可能影响位于其侧方的椎动脉血液循环，并可压迫位于其后方的神经根。椎弓根上下缘的上、下切迹相对形成椎间孔，有颈脊神经根和伴行血管通过。颈椎的横突较短，每侧各一个，起自椎弓根和椎板相连结处，上、下关节突之间，突向外侧，为肌肉和韧带的附着部。横突中间部有横突孔，除第 7 颈椎横突孔较小外，其余均有椎动脉通过。左右两侧的椎动脉常大小不一致，左侧的椎动脉多较右侧者为大，椎动脉一般都自第 6 颈椎横突孔穿入，跨经上位六个颈椎的横突孔，从寰椎横突孔穿出后，绕过寰椎侧块后方，跨过寰椎后弓的椎动脉沟，转向上方，经枕骨大孔进入颅腔，为脑组织供血。

3. 颈椎的连接

颈椎与颅骨的连接主要为寰枕关节与寰枢关节两种。寰椎和枢椎间的连结有其特殊性；枢椎和其下诸椎骨之间的连结，基本上是一样的，各椎骨间以韧带、椎间盘和关节等互相连结。椎体自第2颈椎下面起，两个相邻椎体之间有弹性的椎间盘连接；椎体与椎间盘之前面和后面分别有前纵韧带、后纵韧带等连结；椎弓间则通过关节突关节、黄韧带、棘间韧带、棘上韧带和项韧带、横突间韧带相连结。棘突之间有棘间韧带和棘上韧带，使之相互连结。棘上韧带发育很好，形成项韧带。加之各组肌群的参与，更加促进了颈椎稳定与平衡，从而保证了椎管内颈髓神经及其分支的正常状态及生理功能。

4. 颈椎的活动

颈椎是全脊柱活动度较大的部位，能沿三个轴进行运动，即沿额状轴上的屈伸运动，矢状轴上的侧屈运动和垂直轴上的旋转运动。颈椎的前屈（低头）、后伸（仰头）分别为35°～45°，完全前屈时，下颌颏部可抵触胸壁，点头动作发生在寰枕关节。颈椎的屈伸活动主要由第2～7颈椎完成，实质上，前屈、后伸运动是上一椎体向内下的下关节面与下一椎体向后上的上关节面间前、后滑动的结果，过度前屈受后纵韧带、黄韧带、项韧带和颈后肌群限制，过度后伸则受前纵韧带和颈前肌群的约束。左右侧屈各为15°，侧屈主要由中段颈椎完成。左右旋转各为60°～80°，主要由寰枢关节来完成，其运动幅度约占颈部旋转运动的一半。环转运动则是前屈后伸、左右侧屈、左右旋转连贯完成的结果。

颈脊柱运动的轴线，通过椎体，相当于髓核的中心点。颈脊柱前屈时，椎管被拉长。颈脊柱完全屈曲时，椎管的前缘可被拉长1.5cm，而其后缘可被牵长5cm，椎管内的脊髓亦被牵长，变细而紧张。后伸时，椎管变短，脊髓松弛而稍粗。颈椎的活动度个体差异较大，与年龄、职业、体型和锻炼情况有一定关系。往往颈部劳损或得颈椎病的人颈椎活动范围会缩小，而经常进行颈部功能锻炼有助于改善颈部活动。

5. 颈椎的功能

颈椎具有负重、减震、保护及运动等四大生理功能。颈椎的棘突、横突为颈部肌肉的附着部，具有支持作用的韧带也附着在这些骨性突起上，这些附着的肌肉、韧带及颈椎一同负责头颈部运动并支持头颅重量。颈椎的运动功能不仅适应其支持头颅的功能，还利于头部感觉器官（眼睛、耳朵、鼻子）发挥作用。

此外，在颈椎椎管的保护下，脊髓能够顺利传导四肢和躯干的各种感觉冲动，完成人体重要的反射活动。

1. 传导感觉和运动

把来自身体相应部位的神经感觉信号，传递到人的大脑；同时把支配人体相应部位肌肉运动的信号，完整地传导到肢体。

2. 营养肌肉和骨骼

颈髓及其发出的神经对它所支配的肌肉、骨骼有营养作用，防止肌肉萎缩，骨质疏松。

3. 支配内脏活动

颈髓参与并支配血管舒张、腺体分泌、膀胱直肠及生殖器的功能活动。

4. 反射活动

颈髓正常的反射活动对于维持姿势、肌肉的紧张度、肌肉运动前的准备状态都有非常重要的意义。

二、颈椎间盘

颈椎间盘又称椎间纤维软骨盘，是由纤维环、髓核及软骨板组成并连接上、下两个椎体之间的重要结构。颈段椎间盘除了第1、2颈椎间没有外，自第2颈椎下方至第1胸椎上方共有6个。颈椎间盘的总高度约为颈部脊柱高度的25%左右，椎间盘的厚度以颈6～7为最大，上部颈椎则小。椎间盘的前部较后部为厚，从而使颈部脊柱具有前凸曲度。颈椎间盘的特点是质地坚韧而富有弹性，在增加椎间关节的弹性、扭曲和旋转运动方面起重要作用。

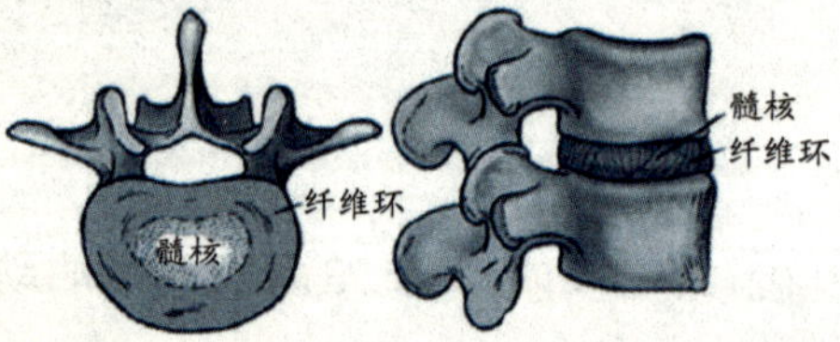

图6 椎间盘结构图

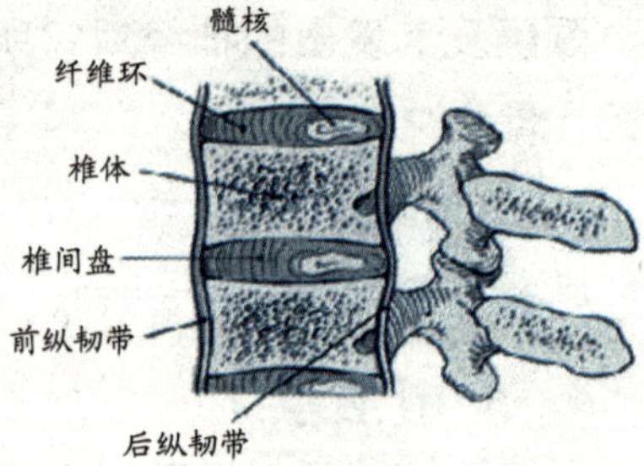

图7 椎间盘结构图

1. 纤维环

位于椎间盘的周缘部，由纤维软骨组成，纤维环的纤维在椎体间斜行，在横切面上排列成同心环状，相邻环的纤维具有相反的斜度，而相互交叉，此种结构对增加椎间关节的弹性、扭曲与旋转等十分有利。纤维环的前方有坚强的前纵韧带，前纵韧带的深层纤维并不与纤维环的浅层纤维融合在一起，却可加强纤维环的力量；纤维环的后方有后纵韧带，并与之融合在一起，后纵韧带虽较前纵韧带为弱，亦加强纤维环后部的坚固性。纤维环的周缘部纤维直接进入椎体骺环的骨质之内，较深层的纤维附着于透明软骨板上，中心部的纤维与髓核的纤维互相融合。纤维环的前部较后部为宽，因此髓核的位置偏于后方，髓核的中心在椎间盘前后径中后 1/3 的交界部，是脊柱运动轴线通过的部位。由于纤维环后部较窄，力量较弱，髓核易于向后方突出，但由于纤维环后方中部有后纵韧带加固，突出多偏于侧后方。（在椎体上下面，边缘部有隆起的骨环，称为骺环。）

2. 髓核

为纤维环所包裹，是由以类粘蛋白为胶状蛋白基质的纤维软骨组织。髓核富含水分，含水量在 80% 左右，随着年龄增加而递减，老年时可低于 70%。髓核具有较高的膨胀性，受到压力时，含水量减少；解除压力时，又吸收水分，体积增大，使得髓核能较好地调节椎间盘内压力。在正常生理状态下，坐位、立位或负重时，椎间盘脱水而体积变小；卧位或解除负重时，又吸收水分而体积增大。

3. 椎间盘营养

椎间盘的营养，主要来源于椎间盘周围的组织液和椎间盘自身的滋养动脉。椎体上下缘透明软骨板的通透性能和髓核的吸液能力决定了椎间盘的营养状况。椎间盘血液供应以幼年时最为丰富，其血管细小，分支可达深层，但随年龄增长而逐渐减少，血管口径变细，一般在 13 岁以后已无血管再穿人深层，所以在劳损和退变后，椎间盘的修复能力相对较弱。神经纤维仅分布于纤维环浅层，而其深层及髓核部并无神经纤维进人。

4. 颈椎间盘的生理功能

颈椎间盘连接相邻椎体，保持颈椎一定的稳定性。因其富有弹性，在外力的作用下产生一定的形变，可将所承受压力均匀地传递到纤维环及椎体，能使其下部椎体所承受的压力均等，起到缓冲外力的作用，并减轻由足部传来的外力，使头颅免受震荡，还能参与颈椎的活动及增加运动幅度。

三、颈椎生理曲度

正常成年人的脊柱自颈椎至骶椎有4个生理性弯曲，即向前凸的颈曲与腰曲，向后凸的胸曲与骶曲。从侧面看脊柱呈“S”形弯曲。脊柱的生理性弯曲可使脊柱产生弹性动作，以缓冲和分散在运动中对头和躯干产生的震动，故脊柱的弯曲具有生理性保护作用。

脊柱生理曲线的产生与人类直立生活状态有关。新生儿的脊柱是由胸椎后凸和骶骨后凸形成的向前弯曲，这两个弯曲可以最大限度地扩大胸腔、盆腔对脏器的容量。婴儿出生时，颈部呈稍向前弯曲，出生后3个月，婴儿抬头向前看时，形成了永久性前凸的颈曲，以保持头及躯干的平衡；学会站立和行走以后又出现了前凸的腰曲。成人脊柱的生理曲线包括两个原发前凸和两个继发后凸。

人体端坐或站立，两眼平视前方时，从侧方看人的颈椎有一向前凸出的弧度，这一向前的弧形凸起，称为颈椎的生理曲度。在颈椎前屈时，此弧度可能消失或变直，当颈椎后伸时，此弧度可能相应增大，故一般情况下以中立位X线片来判定颈椎曲度的大小。在X线片上，沿此曲度的走行，在各个颈椎椎体后缘连续的一条光滑的弧形曲线，称之为颈椎生理曲线。颈段脊柱有一向前的凸起弯曲，像弹簧一样，增加了缓冲振荡的能力，加强各种姿势的稳定性，椎间盘也可吸收振荡，在跳跃或激烈运动时可防止颅骨和头脑的损伤。同时，脊柱生理曲线也是颈部脊髓、神经、血管等重要组织正常的解剖生理需要。

四、什么是颈椎病

颈椎病是指由于颈椎间盘本身退行性改变及其继发的病理改变，刺激或压迫了邻近组织，如神经根、脊髓、椎动脉和颈部的交感神经等组织而导致出现的一种症状复杂、影响广泛的临床综合症候群，又称颈椎综合征。

颈椎骨骼较小，上面支撑着较大重量的颅脑，同时颈椎骨具有较大幅度的运动范围，因而在力学上形成了不稳定的骨骼结构，在生理状态下，它们借助颈椎的骨骼和软组织得以保持平衡。随着年龄的增长，头颈部过度运动和不良姿势等原因，致使颈肩背部肌肉和韧带等组织劳损或扭伤，颈椎的椎间盘、关节囊及韧带等相继发生退行性改变，当影响到颈椎周围的神经、血管、脊髓等组织时，便导致一系列症状或体征。

颈椎病多见于40岁以上伏案工作者，随着电脑的广泛使用，颈椎病人群逐年增多，并且有低龄化趋势。研究表明:50岁左右的人群中有25%的人患过或正患本病，到了60岁可以达到50%，而70岁以后几乎就是百分之百了。我国目前处于老龄化社会，颈椎病已成为当前的常见病与多发病，其发生率已超过腰腿痛，成为骨科、推拿科的首发病种。通过对颈椎病全程分析与全面观察，可以确信本病主要起源于颈椎间盘的退变，单纯退变本身就有可能出现各种症状与体征，此尤多见于伴有颈椎椎管狭小者，而椎管较宽者当然少见。但更为多发的是在颈椎原发性退变基础上接踵而来的各种继发性改变，既有动力性异常（椎节失稳、松动与错位等），也有器质性改变（髓核突出与脱出，韧带骨膜下血肿，骨刺形成和继发性椎管狭窄等）。本病虽属于以退行性改变为主的疾患，但与多种因素有关，以致病情错综复杂，加之个体之间的差异较大，极易与其他疾患相混淆。

颈椎病不单纯是颈椎的病症，而是一种临床综合征，临床表现较多：

1. 颈椎病的前期征兆

经常性“落枕”，颈部酸胀、僵硬不适，长时间伏案工作后明显。

2. 颈椎病的主要症状

颈项疼痛，疼痛牵及上背部，伴上肢疼痛无力、手指麻木，有的患者还会出现头晕、头痛、耳鸣、恶心、呕吐等脑供血不足症状，少数患者甚至出现下肢无力、走路踩棉花感、大小便失控、肢体瘫痪等症状。

3. 颈椎病的其他表现

当颈部交感神经受到影响时，许多颈椎病患者会同时出现心慌、胸闷或血压升高等心血管症状，而各种心血管系统的检查无明显的阳性体征发现。

疼痛、头晕、麻木是颈椎病的三大主症，而颈部疼痛是其首要基本特征。患颈椎病时可出现各种各样的疼痛，不仅各种病例之间有所差异，且同一患者在不同时期内亦不完全一致，了解这些疼痛特点将有助于初步判断颈椎病发病部位。

1. 局部痛

指颈椎局部的疼痛较深在，并与病变的颈椎节段相一致，多呈钝痛或隐痛性质，少数为刺痛，其发生原因如下：

（1）肌源性因素。由于椎间关节的退变移位引起颈部肌肉失去平衡，因此早晨起床时多见，并与睡眠时姿势不当密切相关。

（2）骨质增生性因素。主要由于颈椎钩椎关节的骨质退行性变所引起的骨刺所致，这类患者多于晨起时为重，活动后可缓解。

（3）窦椎神经因素。窦椎神经末梢广泛分布于后纵韧带及根袖处，当髓核后突或侧后突刺激后纵韧带上，该神经末梢受刺激即可出现局部针刺样疼痛，有时可伴有放射性疼痛（脊髓被膜在脊神经根处移行至神经表面，至穿过硬膜后三层被膜均包绕神经根，其后根节，称为根袖，根袖与周围的结缔组织一起较牢固地固定于椎间孔，根袖有保护神经根的作用）。

2. 放射痛

是指沿上肢向手部放射的疼痛，其走行多与神经支分布相一致。其主要来源于脊神经根遭受刺激、压迫所致。其特点：①疼痛的分布区与患节的脊神经分布区相一致；②多为刺痛性质，常伴有麻木感。

3. 牵涉痛

是指颈髓节段受累引起相应节段内脏区的疼痛。例如下颈椎患病时可在出现上肢症状的同时伴有心前区疼痛或胃痛等症状。引起这一现象的确切机制尚不明了，可能与内脏传入神经纤维和脊神经的传入纤维均在脊髓后角以及在神经传递过程中发生会聚相关。

五、自我发现颈椎病

人体的脊柱有非常强大的代偿功能，颈椎病初期大多数人没有典型的症状，当出现以下症状的一种时，很可能你已经患有颈椎病，需要开始注意颈椎的养护或治疗了。

1. 颈肩痛

仅仅表现为颈肩部疼痛，没有任何其他症状伴随发生。以颈肩部的疼痛为主要症状，疼痛程度多不剧烈，以酸胀不适或轻度疼痛为主。有时会反复发作，但痛点不一定相同。疼痛通常与长时间伏案工作有关系，疲劳时加重，休息后减轻。颈部活动时可以听见关节“咔嗒、咔嗒”的声音。

一般没有受过外伤，也没有头晕、头痛、手指麻木、手和足的感觉异常（包括迟钝或敏感）。

2. 上肢疼痛

肩、臂、手放射性疼痛，初期呈间歇性，继而发展为持续性疼痛，咳嗽及打喷嚏可引起放射性剧痛。同时可伴有感觉障碍，出现肩、臂部、手指麻木的现象，上肢肌肉力量减弱，甚至肌肉萎缩。病初疼痛多在一侧下颈部或上胸部，并逐步扩展到肩、臂、手部，有时可见小鱼际、合谷穴处萎缩。

3. 手指麻木

手指麻木是一种常见症状，可由多种疾病引起。颈椎病引起的手指麻木多呈神经根型分布，可见前臂放射性疼痛，有时患肢力量及手的握力减弱，多为单侧，少数有双侧，多为症状逐渐出现没有外伤史。多伴有明显的颈部发僵、疼痛、压痛、活动受限，当颈部活动或改变位置时，有时手麻的症状会加重。

4. 肢体麻木

颈椎失稳引起椎体后缘骨质增生、椎间盘突出、黄韧带肥厚等导致椎管狭小，压迫脊髓而引起的一系列症状。早期可能只是感到颈项部疼痛，进而出现上肢功能和感觉障碍，下肢麻木无力，下肢步态异常或行走困难，胸腹部束带感，经常有便意、小便失控等症状。

5. 神经衰弱

主要表现为精神易兴奋或易疲劳，心情紧张、烦恼等。如在工作、日常生活中引起许多杂乱的联想和回忆；或感精力不足、用脑易疲劳，思考不易集中、头昏、记忆力差等。有睡眠障碍和自主神经紊乱的症状，如失眠、多梦、易惊醒、白天打瞌睡、头晕、心悸、心慌、胸闷、腹泻、便秘、尿频等。伴有颈部、背部不适，但往往是主诉多而阳性体征少，或主诉与体征不符。

6. 眼部症状

主要是颈椎和上段胸椎发生解剖位移后，造成功能性失调导致的视力障碍及眼部症状。如眼痛、眼胀不适、视力模糊、眼干涩、重影、视力减退等，经眼科检查无异常发现。常伴有颈项上背部疼痛不适、头痛、眩晕、失眠多梦、心慌、胸闷的感觉。

7. 鼻炎

颈椎错位或软组织痉挛影响颈部交感神经纤维或副交感神经纤维，产生神经兴奋和抑制失常，器官功能发生障碍。无明显致敏源，体位的改变而突然诱发鼻内作痒，随之连续打喷嚏、鼻塞和流大量清鼻涕，可以伴嗅觉暂时减退，头胀、听力障碍。其特点是呈阵发性，来得快去得也快，好后如同常人。早晚为常发时间，可伴有颈椎病的其他表现，且鼻部症状多与颈部症状轻重一致。可有颈肩背部疼痛、头痛和头晕等症状。颈型过敏性鼻炎对药物治疗往往不敏感，经过颈椎治疗，临床症状即可消失。

8. 出汗异常

由于颈椎胸椎位置改变，牵涉或刺激交感神经而出现排汗异常。多汗可表现为全身多汗，局部性多汗，偏身(一侧身体)多汗。可有枕部痛、颈痛、背痛、眼胀痛、流泪、视物模糊、咽部不适或异物感、耳鸣、头晕等症状。

六、颈椎病病因

颈椎病的形成与颈椎正常解剖生理特点有着极为密切的关联，颈椎病的发生与发展主要取决于在先天性发育性椎管狭窄基础上的退行性病变，劳损和畸形会加速这一进程，外伤与炎症视其程度而有可能随时成为诱发因素。

颈椎病是一种常见病，由于颈椎内因、外因的变化，使颈椎及其周围的神经、血管发生病理改变而产生一系列症状。目前国内外医学界对颈椎病日趋重视。祖国医学经过了数千年实践，留下了大量的医学著述，其中也包含与颈椎病临床表现有关的理论及治疗经验。但由于历史的原因及理论体系的不同，未见颈椎病的中医专著。但古人经过大量的实践，细致地观察，详细地记录了和我们今天所述颈椎病的各型病变相似的症状和治疗方法。颈椎病的颈、肩、臂痛等症多包括在祖国医学痹证中，这些症状多因外伤或气血虚衰、感受风寒湿邪所致，而头昏、目眩、耳鸣等症则多与痰浊、肝风、脏腑虚损有关。颈椎病的常见原因可以概括为：

1. 外伤

是指由于跌仆、闪挫所致的筋络、筋膜、肌肉等软组织受伤及关节错位造成的症状，即所谓的骨错缝、筋出槽症状。人体是一个整体，由于颈肩等部位受外力影响而遭受损伤时，也能导致脏腑、经络、气血失调，因而产生一系列症状。临床上可见肩、背、肢体疼痛等症。另一方面，人体的脏器都依赖于气血的滋养，如气血阻滞，则脏腑缺乏气血濡养，其功能也受到影响，肝、脾、肾等内脏功能受到影响后反过来会影响筋骨、肌肉和关节功能。这时疾病的症状不仅是外伤后的疼痛症状，还会出现各种脏腑虚损证候。因此伤后应注意到内脏功能，特别是肝脾肾功能受损的因素。

2. 风寒湿痹、经络受阻

由于风、寒、湿三种外邪侵入身体，流注经络，导致气血运行不畅而引起肢体与关节疼痛、酸麻、重着及屈伸不利等。古代医家归纳的这些风寒湿痹所引起的各种症状，其中包括了现代所指的颈椎病症状。特别是痛痹、着痹所致的症状，包括了大部分的神经根型颈椎病和脊髓型颈椎病的症状、体征。风、寒、湿三种病邪中某一种病邪偏盛，则某一方面的症状就表现得突出，如寒邪偏胜则为痛痹，主要表现为肢体、关节疼痛，得热则减，遇寒则甚，关节屈伸不利，施治时应以散寒止痛为主。

3. 肝肾亏虚、筋骨衰退

中医认为人到“五八肾气衰”，“七八肝气衰”，说明人到中年以后脏器衰退，筋骨退变。久病体弱，肝血不足，肾精亏损，经脉失去濡养，可致肢体筋膜弛缓，手足痿软无力，不能随意运动；肝肾不足、气血亏损，除了可引起肢体不利等症外，还有耳鸣、目眩等症。此外肾虚不能养肝，以致肝阴不足，肝阳上亢也能引起眩晕等症。肝肾亏虚、气血不足型颈椎病包括了椎动脉型、神经根型和脊髓型颈椎病的大部分症状。

4. 痰湿凝滞、经脉瘀阻

痰是机体发生病例变化的产物，由人体的津液凝聚变化而成。由于肺、脾、肾功能失调加上寒热燥湿等外邪因素影响了津液的正常输布和运行，停聚在机体某个部位，造成气血、经络运行不畅，这样又导致了人体出现新的功能障碍。痰湿凝滞引起的证候相当广泛，在人体不同部位可引起不同的症状。痰湿上逆头部多见眩晕，阻于四肢者多见四肢麻木疼痛。临床所见由风痰引起的呕吐、头晕、突然跌倒、四肢麻木，由寒痰引起的骨痹刺痛、四肢厥冷、屈伸不利等症状，包括了椎动脉型、交感型颈椎病的许多症状。

颈椎病的确切病因尚未十分明了，现代医学研究表明颈椎病的发生与慢性劳损、急性外伤、职业、生活习惯、体质和内分泌水平都有一定关系。具体如下：

1. 慢性劳损

慢性劳损是指超过正常生理范围的过度活动带来的损伤。因为有别于明显的外伤或生活、工作中的意外，因此很容易被忽视。但事实上，它是构成颈椎骨关节退变最为常见的因素，并对颈椎病的发生、发展及预后等都有着密切的关系。此种劳损主要包括：

（1）不良睡姿。人的一生大约有 1/3 的时间是在床上度过的，不良的睡眠体位因其持续时间长，由于休息状态下的大脑不能及时调整，则必然造成椎旁肌肉、韧带及关节的平衡失调，加速颈椎退变进程。俯卧位是最易引发颈椎病的不健康睡姿，正确的体位应该是仰卧位或侧卧位。另外，选择松软适中、高度合适的枕头也很重要，有助于颈部肌肉的放松，预防颈椎病。

（2）姿势不良。长期坐位尤其是低头工作者的颈椎病发病率特高，包括办公室人员、电脑操作员、会计、钟表修理工等。除因长期低头造成颈后部肌肉韧带组织的劳损外，在屈颈状态下，椎间盘的内压高于正常体位一倍以上，容易引起颈椎间盘突出、颈椎生理弧度减退。

（3）不当锻炼。适当的体育锻炼有助于预防颈椎病，但某些激烈的活动或运动，如拿大顶、翻筋斗、顶球等，均可加重颈椎的负荷，造成颈部劳损或外伤。颈椎已有退变者应避免此类激烈运动，也不宜进行突然的大幅度颈部旋转锻炼。否则只能加重颈椎的磨损程度，利少弊多，甚至可发生头晕、猝倒意外，特别是患有椎体不稳或脊髓明显受压者应完全禁止。

2. 头颈部外伤

各种全身性外伤对颈椎局部均有影响，颈椎病患者中约有半数病例与外伤有直接关系，在颈椎退变、失稳的基础上，颈部的外伤更易诱发颈椎病的产生。急性的颈椎外伤，可造成颈椎移位或颈部严重挫伤，也可造成颈椎间盘的损害、局部软组织水肿，神经根受刺激或压迫而产生颈椎病症状。常见的外伤有以下几种：

（1）交通事故。除车祸所造成的颈椎骨折脱位外，在一般情况下主要是高速行驶的车辆突然刹车所造成的颈部软组织损伤。此种损伤程度与车速、患者所处位置等有关，没有系安全带更易导致头颈部外伤。

（2）运动性损伤。除直接对抗状态下的损伤外，大多系由于高速或过大负荷运动对颈椎所造成的损伤。所以在运动前应做充分的准备活动，防止颈部肌肉、韧带和关节的损伤。

（3）日常生活中的意外。在生活工作中常可遇到各种意外性外伤，如头颈部被碰撞，颈部过度前屈、后伸及侧弯等。

(4) 医源性损伤。主要指粗暴的推拿、整脊手法及过度的颈椎牵引，可伤及颈部软组织、椎间关节，导致颈部疼痛或不适。脊髓型颈椎病的病人更要慎重，不当的整复手法会造成脊髓损伤等严重后果。

3. 慢性感染

主要是咽喉炎，其次为牙周炎、中耳炎等。局部的炎性病变可直接刺激邻近的肌肉、韧带，以致造成该处的肌张力降低、韧带松弛和椎节内外平衡失调，从而破坏了局部的完整性与稳定性，最终导致颈椎病的发生。慢性咽喉部感染是颈椎病重要发病因素，当咽喉部有急性或慢性炎症时，很容易诱发颈椎病症状出现，或使病情加重。在儿童中绝大多数自发性寰枢椎半脱位，教师所患颈椎病均与咽喉部的炎症有关。

4. 发育性椎管狭窄

颈椎椎管的矢状径大小与颈椎病的发病有着直接关系。椎管狭窄者更易发生颈椎病，而且预后也相对较差。颈椎中央椎管、神经根管狭小者颈椎病的发病率比正常人高一倍。近年来已明确颈椎椎管的内径，尤其是矢状径，不仅对颈椎病的发生与发展，而且与颈椎病的诊断、治疗、手术方法选择和预后判定等均有着十分密切的关系。

5. 颈椎的先天性畸形

各种先天性畸形，如先天性椎体融合、颅底凹陷等情况都易于诱发颈椎病。颈椎骨骼的变异与颈椎病的发生有着一定关系，颈椎病患者中，颈椎的畸形数为正常人的一倍以上。先天性椎体融合在临床上较为多见，由于椎体融合，两个椎体之间的椎间关节原有的活动度势必转移至相邻椎节，其下一椎节由于负荷增加而形成明显的退变，甚至出现损伤性关节炎。其次为颅底凹陷畸形，虽然较少见，但在临床上易引起上颈椎不稳或影响椎动脉第三段血供而出现较为严重的后果。此外还有棘突畸形，它主要影响颈椎外在结构的稳定性，因而间接地构成颈椎病发病的因素之一。颈肋与第 7 颈椎横突肥大与颈椎病的发生与发展并无直接关系，但当其刺激臂丛神经时，可产生与颈椎病十分相似的症状，应注意区别，否则会延误治疗。

6. 代谢因素

由于各种原因所造成人体代谢失常者，特别是钙、磷代谢和激素代谢失调者，往往容易产生颈椎病。

7. 精神因素

临床发现情绪抑郁的患者往往伴有长期的颈项部酸胀不适，病人的情绪不好时，颈椎病症状加重，反之则颈项疼痛减轻。

七、颈椎病病理

颈椎是脊柱中体积最小、但灵活性最大、活动频率最高之节段。因此，自出生后，随着人体的发育、生长与成熟，由于不断地承受各种负荷、劳损，甚至外伤而逐渐出现退行性病变。尤其是颈椎间盘，不仅退变过程开始较早，且是诱发或促进颈椎其他部位组织退行性改变的重要因素。

1. 颈椎间盘的退变

颈椎间盘由髓核、纤维环和椎体上下软骨板三者构成，为一个完整的解剖单位，使上下两节椎体紧密连结，并保证颈椎生理功能的进行。如其一旦出现变性，由于其形态的改变而可失去正常的功能，以致最终影响或破坏了颈椎骨性结构的内在平衡，并直接涉及椎骨外在的力学结构。因此，应将颈椎间盘的退行性变视为颈椎病发生与发展的主要因素。

纤维环最早出现变性，多于 20 岁前后开始。早期为纤维组织的透明变性、纤维增粗和排列紊乱，渐而出现裂纹甚至完全断裂，并逐渐形成肉眼可见的裂隙。其病变之程度和纤维断裂的方向与深度常和髓核的变性程度与压力的方向及强度相一致。纤维环断裂以后侧为多见，此除与纤维环组织在前方较厚和髓核位置偏后有关外，亦与目前大多数职业常习惯于屈颈位，以致髓核被挤向后方而增加该处的压力有关。对纤维环的早期变性如能及早消除致病因素，则有可能使其中止发展或恢复。反之，一旦形成裂隙，由于局部缺乏良好的血供而难以复原。

髓核此种富有水分与弹性的粘蛋白组织多在前者变性的基础上而继发变性。一般常于 25 岁以后出现，亦有早发者。颈椎间盘的弹性和张力与其含水量的改变有密切关系，含水量减少时其弹性和张力均减退。早期水分脱失和吸水功能减退，并使其体积相应减少，渐而其正常组织结构为纤维组织所取代。在局部负荷大、外伤多和易劳损的情况下，由于椎间隙内压力的增高而使其变性速度加快。如此，一方面促使纤维环的裂隙加深；另一方面，变性的髓核有可能沿着纤维环所形成的裂隙而突向边缘。此时，如果纤维环完全断裂，则髓核可抵达后纵韧带或前纵韧带下方，并可形成韧带下方的骨膜分离、出血及局部的创伤性反应等一系列过程。变性与硬化的髓核也可穿过后纵韧带裂隙而进入椎管内。

软骨板退变出现较晚。在变性早期先引起功能改变，以致作为体液营养物交换的半透明膜作用减少。当软骨板变薄已形成明显变性时，其滋养作用则进一步减退，甚至完全消失。如此，加剧了纤维环和髓核的变性与老化。

椎间盘变性阶段从生长停止，椎间盘的变性即随之开始。纤维环变性所造成的椎节不稳是引起与加速髓核退变的主要因素，与此同时该节周围的各主要韧带（前纵韧带与后纵韧带等）也随之出现退行性变，以致整个椎体间关节处于松动状态。在此种不稳定状态下，由于椎间隙内压升高和压力的分布不均，而使髓核很容易向四周移位。在后纵韧带薄弱的前提下，其最易突向后方形成髓核突出，在椎管狭窄的情况下可以压迫脊髓，也可以压迫或刺激脊神经根或椎管内的血管。在无椎管狭窄的情况下，也可由于椎管内的窦椎神经末梢受刺激而出现颈部症状。

这一期的病理解剖实质是髓核的突出或脱出，而其病理生理特点则是椎节的松动与失稳。促成此期的发展因素是进一步造成椎间隙内压升高与椎节不稳的各种原因。慢性劳损、外伤及炎症为促发因素。终止此期发展并使其病理逆转的主要措施是局部的稳定（制动）及各种有利于髓核还纳的疗法，并应避免各种诱发及促发因素。

2. 椎体骨刺形成

韧带－椎间盘间隙的出现与血肿形成由于椎间盘的变性，不仅造成变性与失水化（硬化）的髓核突向韧带下方，以致使局部压力增高而有可能引起韧带连同骨膜与椎骨间的分离，而且椎间盘变性的本身尚可造成椎体间关节的松动和异常活动，从而更加剧了韧带－椎间盘间隙的形成。

椎间隙韧带下分离后所形成间隙，因多同时伴有局部微血管的撕裂与出血而形成韧带－椎间盘间隙血肿。此血肿既可直接刺激分布于后纵韧带上的窦椎神经末梢而引起颈部或远隔部位的各种症状，又升高了韧带下间隙内压力，如颈椎再处于异常活动和不良体位，则局部的压应力尤大，并构成恶性循环。

椎体边缘骨刺形成随着韧带下间隙的血肿形成，纤维母细胞即开始活跃，并逐渐长入血肿内，渐而以肉芽组织取代血肿。随着血肿的机化、老化和钙盐沉积，最后形成突向椎管或突向椎体前缘的骨刺。此骨刺可因局部反复外伤，周围韧带持续牵拉和其他因素，通过出血、机化、骨化或钙化而不断增大。骨刺的形成可见于任何椎节，但以遭受外力作用较大的颈 5~6 最多，次为颈 4~5 和颈 6~7，而胸椎稳定，且活动度较小，故颈 7 至胸 1 之骨刺少见。从同一椎节来看，骨刺的早发部位多见于两侧钩突，次为小关节边缘及椎体后缘。

骨刺形成阶段实质上可以视为突出的髓核及其引起的骨膜下血肿通过骨化的过程将其持续化，骨刺来源于韧带－椎间盘间隙血肿的机化、骨化或钙化。从人体的防御机能角度来考虑，骨刺也可看作机体的保护性自卫措施，一定程度上增加患节的稳定，对局部的创伤性炎症起到相应的消退作用。侧方的骨刺主要刺激根袖而出现根性症状，引起椎动脉受压者则较少见。突向椎管内的骨刺主要对脊髓本身及其血管造成威胁，是否引起症状，是由椎管矢状径等多种因素决定的。对于一个宽椎管者，即便是较大的骨刺，只要其长度未超过椎管内的临界点，一般不易发病，但要注意预防颈部外伤。当骨刺突向前方，由于食道后间隙较宽难以引起症状，只有当其十分巨大，或是食道本身有炎症情况下，才容易造成食道机械性阻塞。

骨刺的形成是椎间盘退变到一定程度时的产物，表明颈椎的退变已经进入到难以逆转的阶段；无症状者应注意预防各种可以增加退变的因素，有症状者则必须设法积极治疗，以使其停止进展及消除对邻近组织的压迫与刺激。外科手术虽可切除骨刺以促使局部建立新的平衡关系，但不能完全改变患节退变所造成的病理结果。

3. 继发性病理改变

即颈椎间盘、骨刺病理改变对周围组织所引起的相应变化。

脊神经根由于钩椎关节及椎体侧后缘之骨刺、关节不稳或突（脱）出之髓核（以侧后型为多）等刺激压迫而出现病变。早期为根袖处水肿及渗出等反应性炎症，此时多属可逆性改变，如能及时消除致病因素则可不残留后遗症状。如压力持续下去，则可继发粘连性蛛网膜炎，而且此处也是蛛网膜炎最早发生、也最好发的部位。根袖在椎管内有一定的活动度，如有粘连形成，当颈椎活动时由于牵拉而引起或加重对神经根的刺激。由于蛛网膜炎的发展，根袖可出现纤维化。此种继发性病理改变又可进一步增加局部的压力，并造成神经根处的缺血性改变。而缺血又更进一步加重病情，并构成恶性循环，最后神经根本身出现明显的退变，甚至伴有变性。位于局部的交感神经节后纤维也同时受累，并在临床上呈现相应的症状。

脊髓其变化甚为复杂，除了后突之髓核和骨赘对脊髓所造成的刺激和压迫外，椎体间关节的前后滑动，尤其是在伴有黄韧带肥厚、内陷情况下，也可引起脊髓相应的病理改变。早期仅仅由于脊髓本身的血管受压，尽管也可出现十分严重的症状，但只要除去对血管的致压物即可迅速消失。当然，如果该血管受压时间较久并已出现器质性改变，例如痉挛、纤维变、管壁增厚、甚至血栓形成等，则是不可逆的。造成此种病变的致压物大多位于椎体后缘中央处。如颈椎间盘侧后方突出，则主要压迫脊髓前方的前角与前索，并出现一侧或两侧的锥体束症状。而来自后方或侧后方的致压物，主要表现以感觉障碍为主的症状。脊髓本身病理改变的程度取决于压力的强度与持续时间。超过脊髓本身的耐受性则逐渐出现变性、软化及纤维化，甚至形成空洞及囊性变。如果脊髓本身一旦出现变性，任何疗法都难以从根本上达到治疗目的，最多使其停止或减速发展。

椎动脉较为深在，几乎都是因钩椎关节增生或变位所致。早期主要病理改变是该血管的折曲与痉挛所造成的管腔狭窄，以致引起血液动力学的异常致使颅内供血减少而出现一系列症状。如果此种缺血突然发生，可发生猝倒。椎动脉造影及血管数字成像是诊断受压部位的可靠方法。血管壁本身正常时不易发生意外，但如果血管本身有疾患（畸形、血管粥样硬化）、血粘度高则有可能引起基底动脉供血不足。由于椎动脉壁周围有大量的交感神经纤维包绕，因此还可以引起各种各样的植物神经症状。椎动脉的病理改变主要是周围病变组织的压迫与刺激，如能及时消除，症状可迅速消失，且预后较好，椎动脉继发严重器质性改变者少见。

4. 其他组织的改变

颈椎其他部位的退变并不局限于椎间盘及相邻近的椎体边缘和钩椎关节，还应包括：

(1) 小关节退变。多在椎间盘变性后造成椎体间关节失稳和异常活动后出现变性。早期为软骨，渐而波及软骨下，最终形成损伤性关节炎。由于局部的变性、关节间隙狭窄和骨刺形成而致使椎间孔的前后径及上下径变窄，并易刺激或压迫脊神经根，以致影响根部血管的血流及刺激或压迫脊脑膜返回神经支。通常颈脊神经仅占椎间孔的一半，在骨质增生或韧带肥厚等病变时，孔隙变小、变形，神经根就会受到刺激和压迫，产生上肢疼痛、手指麻木等症状。

（2）韧带退变。①黄韧带多在前两者退变基础上开始退变。其早期表现为韧带松弛，渐而增生、肥厚，并向椎管内突入。后期则可能出现钙化或骨化。此种继发性病变虽不同于发育性颈椎椎管狭窄症者，但当颈部仰伸时，同样易诱发或加重颈椎病的症状。此主要因该韧带发生皱叠并突向椎管，致使脊神经根或脊髓受刺激或压迫之故。

②前纵韧带与后纵韧带其退行性变主要表现为韧带本身的纤维增生与硬化，后期则形成钙化或骨化，并与病变椎节相一致。此种现象不妨将其视为人体的自然保护作用。由于韧带硬化与钙化后可直接起到局部制动作用，从而增加了颈椎的稳定性，减缓了颈椎病更进一步的发展与恶化。

③项韧带退变情况与前者相似，往往以局部的硬化与钙化而对颈椎起到制动作用。

（3）椎管狭窄。颈椎椎孔呈三角形，左右径大，前后径小，两者之比约为 1.5 ~ 2 ：1，7 个颈椎后部形成一个上下相通的椎管。颈椎管横径明显大于其前后径，因而横径的改变多不易影响脊髓而易影响神经根，而前后径的改变是造成脊髓受压的重要因素。当椎体后缘骨刺、黄韧带肥厚造成椎管狭窄，常压迫脊髓及神经根。在侧位 X 线片上，当颈椎管的前后径与椎体体部的前后径之比值≥ 0.75 时，则为正常椎管，而当其比值小于0.75时则为颈椎管狭窄。椎管狭窄则为脊髓型颈椎病的主要发病原因。

颈椎健康自测表

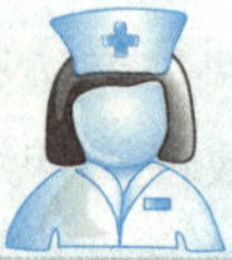

颈肩腰腿疼专家提示您自测一下，看看您离颈椎病有多远：

1、脖子后面疼痛，两手向上托一下头部，疼痛就轻点，向下压头部，疼痛就加重。

经常（3分）　有时（2分）　偶尔（1分）　无（0分）

2. 脖子疼，而且还牵带两胳膊和手疼或麻木。

经常（3分）　有时（2分）　偶尔（1分）　无（0分）

3. 胳膊和手没劲儿。

经常（3分）　有时（2分）　偶尔（1分）　无（0分）

4、合上眼，左右来回转动头颈，出现头痛或头晕。

经常（3分）　有时（2分）　偶尔（1分）　无（0分）

5. 向下低头，会出现全身或四肢麻木，就好象是“过电”似的。

经常（3分）　有时（2分）　偶尔（1分）　无（0分）

6、脖子总感觉僵硬、不舒服，吃东西时脖子还会疼。

经常（3分）　有时（2分）　偶尔（1分）　无（0分）

7、头部、肩膀发硬，脖子活动受限制。

经常（3分）　有时（2分）　偶尔（1分）　无（0分）

颈复康药业温馨提示：根据自测结果，请选择相应方案。

- 14~21分，颈椎病症状明显，需要专业诊断治疗。
- 7~14分，可能患有颈椎病，请向专业人士咨询。
- 1~7分，颈椎病前兆，需提请注意预防。

第二章

警惕 颈椎病潜伏

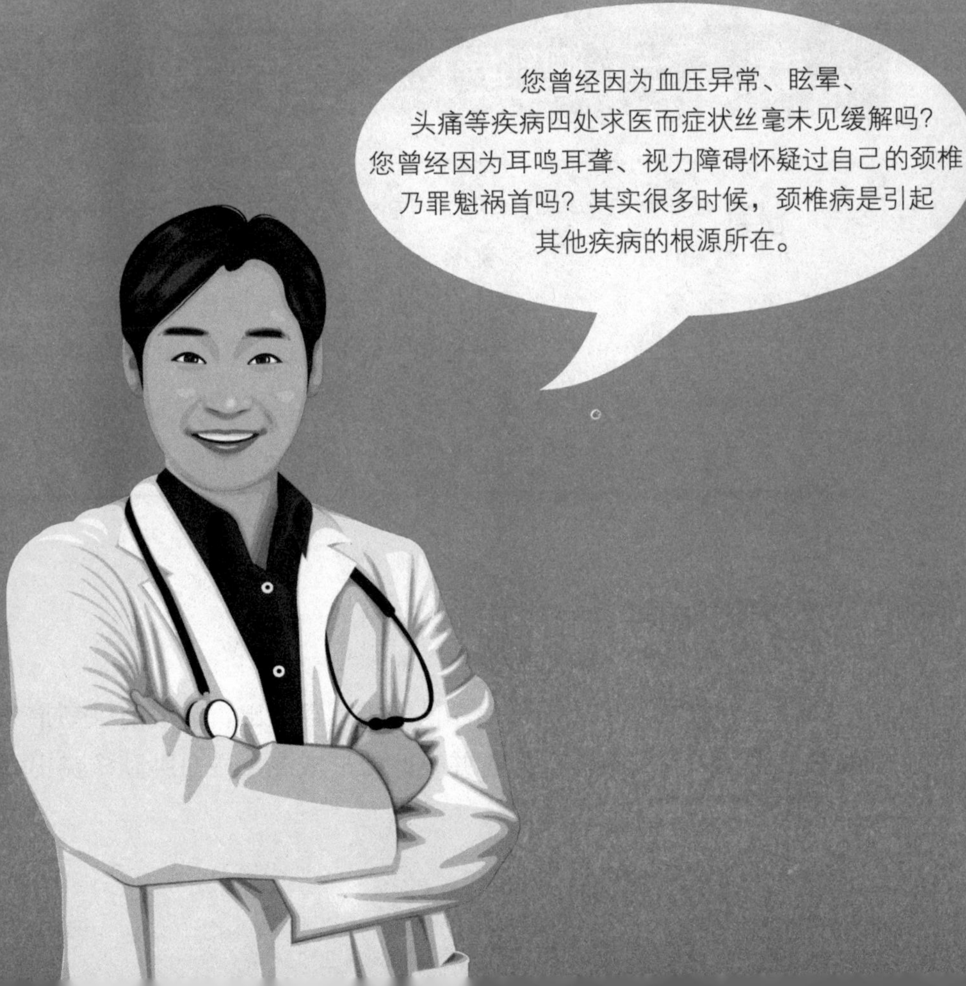
您曾经因为血压异常、眩晕、头痛等疾病四处求医而症状丝毫未见缓解吗？您曾经因为耳鸣耳聋、视力障碍怀疑过自己的颈椎乃罪魁祸首吗？其实很多时候，颈椎病是引起其他疾病的根源所在。

颈椎的位置非常特殊，发生疾病时，表现的症状多种多样，容易产生以下几种现象，比如有的患者不易察觉，而忽略了它的存在;受其误导，在治疗上南辕北辙等。总之，颈椎病很容易在患者体内潜伏，轻易地当上健康杀手。所以，建议读者朋友要警惕颈椎病“潜伏”的现象，千万别做冤大头——潜在的颈椎病受害者，发生以下的一些症状或疾病要及时排查颈椎病的可能。

一、咽部异物感和吞咽障碍

咽部异物感和吞咽障碍是咽部感觉和运动功能紊乱的一种症状，有的老年人开始感觉咽部发痒有异物感，后又觉吞咽困难间断发作，时轻时重。有的患者被怀疑为食道癌，但胃镜检查正常，后经X线检查显示为颈椎病。这是什么原因呢？原来凡是咽部及邻近组织器官的病损或咽部神经受到各种刺激均可诱发此类症状。当椎体前缘骨赘压迫、刺激食管时可能会引起吞咽困难或吞咽障碍症状，这又被称为食管型颈椎病。

1. 病因病理

(1) 椎体前缘形成喙状骨赘的机制。

①急性伸位性颈椎外伤引起急性颈椎间盘突出，造成前纵韧带急性重型撕裂，髓核突出到椎体前方，并在此处形成混合性血肿髓核突出物，后

经机化和钙化，最后形成硬骨赘。此类患者除有椎体前方大的骨赘外，必然伴随椎间隙明显变窄或椎间隙完全消失，症状出现快而且明显。

②慢性或亚急性伸位外伤、劳损，颈椎间盘突出，虽亦造成前纵韧带损伤性隆起，甚至撕裂，但髓核无明显前突，骨赘形成缓慢。此类患者骨赘小且钝，一般不伴有严重狭窄，症状出现缓慢且不明显。

(2) 颈源性吞咽障碍，与下列因素有关。

①颈交感神经受刺激或压迫，影响吞咽肌的张力和粘膜腺体分泌而产生咽部异物感及吞咽困难。

②颈椎的病损刺激或压迫颈交感神经和椎动脉，引起椎—基底动脉供血不足，后颅窝神经核血液循环障碍，致第 5、9、10 对脑神经支配的咽部组织的感觉和运动功能紊乱而产生症状。

③颈椎骨关节和软组织的创伤性炎症反应，反射性地引起颈项部肌肉的保护性痉挛，牵张和压迫颈前组织而产生咽部症状。

④颈椎椎体向前滑移或巨大骨赘的直接压迫和刺激。

2. 临床表现

吞咽障碍。由于椎体前方结缔组织较疏松，食管有良好的伸缩性，其缓冲间隙较大，故椎体前方骨赘虽十分多见，但多无症状，只有在骨赘长度达到一定程度，超越了食管的代偿能力，方可出现吞咽困难。临床有如下特点：

(1) 吞咽困难程度与骨赘大小成正比。多数患者吞咽困难程度与骨赘大小成正比，但亦有部分患者骨赘较长而症状不明显，有的骨赘不长而症状明显。

(2) 颈椎病所致吞咽困难症状。颈椎病所致的吞咽困难，早期不易吞咽较干燥的食物，吞咽硬质食物及食后胸骨后有异常感，如烧灼、刺痛等，逐渐可影响软食和流质的进食。吞咽困难早期轻度表现为颈部后伸时症状出现，颈部前屈时症状消失；到中度时，吞咽硬质食物时困难，但可吞咽软食及流食；到重度时，只能进汤水。80% 伴有脊髓、神经根或椎动脉受压症状。

（3）吞咽困难与骨赘的位置有明确关系。即与食管受压节段有关，位于颈6平面的食管受到环状软骨的影响，食管活动度较小，该部位较小的骨赘亦可引起症状，其他部分食管的活动度较大，小的骨赘难以引起吞咽困难。

（4）吞咽困难呈阵发性。可以自然缓解或消失，与精神紧张、炎症及自主神经功能紊乱有密切关系。

（5）食管型颈椎病患者症状。患者可伴有眩晕、头痛、失眠、耳鸣、视力模糊、心烦胸闷、心悸等心脑血管自主神经功能紊乱的症状。

（6）其余表现。多有不同程度的颈肩部疼痛、头晕、上肢麻木无力的颈椎病表现。

3. 鉴别诊断

（1）消化系统疾患。消化系统所致的吞咽困难最常见的疾病为食管炎与食道癌。食道炎引起的吞咽困难，本病多因吞咽食物不慎被鱼刺、骨块刺伤有关。因而患者多有此类病史的主诉。必要时，可做食道钡餐透视或钡餐时摄片即可鉴别出吞咽受阻的原因。食道癌可致吞咽困难，食道癌一般吞咽困难发生在食道中、下部（亦可发生在颈部的食道），且发病多较缓慢，以中老年人为多见，伴随有全身消瘦，X线食管钡餐透视可见食管粘膜不光滑或缺损，食管镜示有溃疡或新生物，病理检查可明确诊断。

（2）慢性咽炎。常有急性发作史，伴有咽痛、咽痒等症状，检查可发现咽后壁黏膜增厚及滤泡增生。

二、血压异常

高血压如今是个高发病。但有一些患者得的高血压并非原发性的，而是颈椎病引起，这点应该引起高血压患者的重视。有权威部门统计表明，颈椎病引起的血压异常包括高血压和低血压，约占颈椎病的6%，高血压是低血压的10倍左右，多发在中老年，偶见于青年。看来有低血压倾向的人也不要因为没有高血压而放松警惕。

1. 病因病理

颈椎病跟血压异常有什么必然联系，怎么会有这么不可思议的事情发生呢？颈椎病引起血压异常的发病机制目前尚未清楚，初步认为是颈椎外伤、劳损、炎症、退变等原因，使颈椎椎间组织失稳或错位，或组织松弛、肌痉挛、炎症改变等诸因素直接或间接刺激颈交感神经、颈内血管而引起血管舒缩中枢功能紊乱致中枢性血压异常。

颈椎的解剖结构和功能特点是本病发生的重要原因。颈椎的退变、增生、椎间盘膨出甚至突出，使颈部的血管、神经受到牵张、刺激或压迫。此外，颈椎的外伤、慢性劳损、受凉、长期的单一姿势或姿势不良等都可造成颈部软组织痉挛、僵硬及炎性变，这些原因可单独作用，也可通过颈椎生理曲度的改变作用，最终作用于交感神经及血管，导致血压异常。

当病理刺激经交感神经传入纤维与躯体神经的感觉纤维到达大脑，再由大脑皮层细胞发出信号，通过视丘脑中下部、中脑被盖、红核以及下发的网状结构而到达相应的脊髓节段的侧角细胞，从而再发出节前纤维到颈交感神经节进行交替后，发出节后纤维到达效应器官而引起各种症状。当颈椎有病损尤其是上段颈椎，刺激颈交感神经节（尤其是颈上神经节和颈下神经节），使颈内动脉神经与椎动脉神经兴奋性增高，致使丘脑下部的后部缩血管中枢与延髓外侧的加压区受到影响，不断发出异常冲动，使交感神经的兴奋性增高，血管平滑肌收缩增强，血管口径变小，血流阻力增大，导致血压升高。此外，由于颈交感神经节有纤维到心脏形成心浅丛和心深丛，分布于窦房结、冠状动脉乃至心肌等处，故当颈椎相关结构刺激交感神经使之兴奋性增高时，心跳会加快，导致血压升高。相反，由于颈椎结构刺激交感神经，使其兴奋性降低时，血流障碍，脑部缺血缺氧，影响丘脑下部的前部舒血管中枢与延髓内侧的减压区，就可导致低血压。如果由于血流的影响，右心室的充盈量减低，血排出量减少，也会出现低血压。

另外，大脑因颈部软组织病变受到牵张、刺激或压迫，出现交感神经功能紊乱及血管痉挛而供血不足时，会使脑内二氧化碳浓度增高，刺激血管运动中枢兴奋性增强，导致血压异常。

如颈部病损发生在下颈段，可引起上肢交感神经与血管功能障碍，而致外周性血压异常，发生在一侧上肢时，多为低血压。

2. 临床表现

(1) 血压异常。中老年好发高血压，早期血压多呈波动性，发作期常与颈部劳累损伤等因素有关，血压波动一般经 2 ~ 3 周后缓解；中后期呈持续性高血压或低血压。高血压为舒张压 > 95mmHg，或收缩压 40 岁以下 > 140mmHg，40 ~ 49 岁 > 150mmHg，50 ~ 59 岁 > 160mmHg，60 岁以上 > 170mmHg 者；低血压为舒张压 < 60mmHg，收缩压 < 90mmHg。血压异常早期的表现，有时是独立存在，无明显的其他全身症状，严重时，由于交感神经的兴奋性增高，多伴有交感神经功能紊乱的症状，引起脑和脊髓缺血，可出现相应的体征。

(2) 有局部摩擦音。颈部疼痛或有酸胀感或冷热异常感，活动时常闻及局部摩擦音。

(3) 皮肤交感神经病变。患者有发热感，皮肤发红，排汗异常，面部交替性苍白或发赤，有时间出现长时期的低热，或肢体发凉怕冷、麻木。

(4)其他症状。患者可有乏力，声音低下，或声音嘶哑，有时可有失语，常有咽部异物感；或有心慌心跳、心率紊乱、心动过速或过缓，有时有胸闷、胸前区胀痛、胃肠道蠕动增加或嗳气等。

3. 鉴别诊断

(1) 原发性高血压。由于颈椎病和原发性高血压皆为中老年人的常见病，故两者常常同时并存。颈源性高血压是因颈椎劳损、骨质增生、退行性病变、椎体不稳等颈椎病变，引发颈交感神经节或椎动脉血管舒缩功能紊乱，从而使血压升高。按照普通的高血压治疗，但症状并没有得到明显缓解，病人常伴有颈部疼痛、发紧、上肢麻木等典型表现。可根据以下几点判断颈性高血压：

①有典型的颈椎病临床表现及影像学改变，符合颈椎病的诊断标准。

②血压偏高。

③血压波动情况与颈椎症状的缓急有关。

④降压药及心脑血管药物疗效不佳。

⑤排除其他原因引起的高血压。

⑥颈部治疗后，血压有所改善。

而高血压病所致的高血压早期表现多有全身症状，如容易疲乏、烦躁、紧张、注意力不集中、心悸、气短等，而头疼头晕是最常见的表现。此外，可见脉搏快、四肢颤动等交感神经兴奋的表现，或见皮肤潮红、灼热感、便秘、多汗等副交感神经兴奋的表现。由高血压病所致的高血压在复用降压药物后多效果理想。

(2) 肾性高血压。青年多见，常有肾脏病病史，尿常规检查多异常，症状较少，肢体湿冷，无颈部的相关症状、体征。

(3) 特发性直立性低血压。具有大小便失禁、阳痿、无汗、起立时低血压四大主症，有腱反射亢进，病理放射，肌张力增强，走路呈“慌张步态”，无颈部相关症状与体征。

三、乳房疼痛

众所周知，乳房疾病可以引起乳房疼痛。不过，值得注意的是当发生颈椎病的时候，也可以引起类似于乳房疼痛的症状。这是由于颈椎的退行性病变、椎间盘急性突出等原因，导致颈椎内外平衡失调，使胸前神经受刺激或压迫，引起胸大肌疼痛，而发于女性就酷似乳痛症。因此，建议有乳痛症的女性要警惕颈椎病的发生。

1. 病因病理

乳房疼痛发病主要原因从解剖关系来看，胸前神经源于颈 5 至胸 1，来自所有构成臂丛的颈神经有两群分别起于外侧索及内侧索。两索的纤维入胸大肌之前互相联络成襻，因此当颈 5 至胸 1 神经根因骨质增生、椎间隙变窄、椎小关节功能紊乱、椎间盘突出或膨出刺激神经根或压迫神经根时，可以引起胸大肌痛，酷似乳房痛。另外，由于神经根在椎间孔内所处的环境条件不一，表现症状往往以疼痛为主而无明显运动障碍，主要原因是背根属感觉根，与椎间孔骨关节紧密相连，若骨关节退变，如骨刺形成等原因易损害神经根；而腹根属运动根位于背根深层，更多受到保护，较少直接受害。

2. 临床表现

（1）颈背部疼痛。颈背部疼痛，活动轻度受限，严重者屈伸严重受限。

（2）乳房部疼痛。乳房部表现为反复性疼痛及轻度不适，个别患者表现为急性剧烈的持续性疼痛。

（3）严重的可累及同侧手臂。痛久或疼痛较甚者可累及同侧手臂，并伴有不同程度感觉异常、肌力减弱或肌肉萎缩。

3. 鉴别诊断

妇科引起的乳房疼痛以乳房肿块为主，病人常感觉情绪不畅或心烦易怒，可兼见痛经，月经前后不定期等。少数患者乳头溢出棕色或淡黄色液体，可以是乳汁样，也可以是血性的。常见的乳房疾病有乳腺癌、乳腺增生、乳腺炎、乳腺良性肿瘤等。

四、眩晕

眩晕，就是平时人们俗称的“头晕”，它是许多颈椎病人常有的症状，是人体空间定向障碍产生的一种运动错觉，是人体多个系统发生病变时引起的主观感觉障碍。患者感到周围景物向一定方向转动或自身天旋地转，称为旋转性眩晕、真性眩晕。患者只感头晕眼花，或头重脚轻而无旋转感，称假性眩晕。因颈椎病刺激或压迫椎动脉，使椎动脉供血不足而出现的眩晕成为颈性眩晕。

1. 病因病理

椎动脉起于锁骨下动脉，左右各一支，垂直向上，穿过颈 6~1 横突孔，至寰枢椎时迂曲较大，有 4 个近 90° 弯曲。自枕骨大孔上方入颅，绕至延髓前方偏内侧上行，约在脑桥下缘处，两侧椎动脉合成基底动脉。

外伤、慢性劳损或感受风寒湿邪等因素可使颈椎内外平衡失调，如颈曲改变，颈椎关节突错位及椎周软组织痉挛或炎性变等。在颈椎发生退行性变化时尤易出现力平衡失调，而力平衡失调时可导致椎动脉受刺激（或受压）而引起供血受阻，使椎—基底动脉系统缺血，进一步引起脑内微循环障碍而致病。

2. 临床表现

(1) 眩晕。为首发症状，多数在体位改变或回头转颈时诱发，表现为旋转感、倾斜感、转动感、眼前发黑、头重脚轻或下肢发软等，同时伴有复视、眼震、耳鸣、耳聋、恶心、呕吐等症状。

(2) 头痛。呈发作性出现，持续数分钟或数小时、数日，表现为偏头痛、后头痛或头部发麻。

(3) 颈痛。颈痛多见于枕下区一侧，以颈 2 棘突偏向一侧较常见。颈痛者有颈部活动障碍或颈部运动时有摩擦音。

(4) 眼部症状。眼前闪光、暗点、视力减退、复视、幻视等。

(5) 听觉障碍。耳鸣、听力减退甚至耳聋。此类患者易误诊为“美尼尔综合症”。

(6) 其他表现。记忆力减退、失眠多梦、胃纳差、二便失调。此类患者多因查不出实质性病变而诊断为“神经衰弱”或“神经官能症”。

3. 鉴别诊断

主要与美尼尔综合症相鉴别。后者多发病突然，呈发作性眩晕，伴发有单侧耳鸣或耳聋，发作时眼球震颤，有头痛、恶心、呕吐，严重者天旋地转，不敢睁眼、面白无汗，3 ~ 5 天可缓解，与颈椎体位改变关系不大，缓解时多无症状，无颈部症状、体征和 X 线表现等。

五、头 痛

头痛为一种常见症状，可见于多种病理或生理变化的情况，偶尔为严重疾病早期或突出的症状。颈椎病引起的头痛以血管性头痛、神经性头痛为常见。

1. 病因病理

颈源性头痛主要是颈部病变累及枕大、枕小神经、耳大神经和第三枕神经。枕大神经和第三枕神经在行程中，容易受到颈枕部间隙部位的软组织病变对其直接的机械性压迫或无菌性炎症的化学性刺激，引起颈枕部疼痛，或通过颈 2 和颈 3 脊神经后支传入小脑和前庭神经核引起的反射性头晕。而颈 2 神经后内侧支为枕大神经，其分布于项线以下的枕后部皮肤；第三枕神经是由颈 3 脊神经后支发出，分布于枕外隆凸附近的皮肤，此神经位于枕大神经内侧，与枕大神经之间有交通支相连。枕小神经的分支在枕部等处与耳大神经和枕大神经相吻合，因而一些病人常伴有耳部症状。上述神经的病变或遭受刺激时均可引起头部症状。

交感神经的颈上、颈中或颈下神经节（星状神经节）紧附于颈椎横突的前方，尤其钩椎关节错位，容易损害窦椎神经，该神经含交感神经纤维，易引起交感神经兴奋或抑制，使头、脑及上肢血管舒缩功能障碍而出现烧灼性神经痛或血管性头痛（跳痛）。前额和眶区属三叉神经支配，三叉神经感觉核是脊髓后角的直接延续，尤其脊髓束位于第 2 颈髓以上，当寰枢关节错位时，可因脊膜的牵引而刺激到三叉神经脊髓束，三叉神经比颈神经更具敏感性，每当颈椎错位时，即引起前额、眶区或前头痛。颈神经丛由颈 1 ～ 4 神经组成，除运动神经的枕下神经外，大部分均含感觉纤维，耳大神经和枕小神经分布于耳区皮肤及枕部，枕大神经及第三枕神经分布于深部颈肌穿过头夹肌及斜方肌肌腱而达上项线的枕部皮肤，颈 2 ～ 4 颈椎小关节错位可引起一侧或两侧头痛或枕部麻木。

2. 临床表现

（1）头痛。主要位于枕部和枕下部，可为单侧或双侧，并向前额、眼部或头顶部放射。疼痛性质为刺痛或钝痛。血管性头痛呈跳痛或灼痛，而神经性头痛表现为麻痛、串麻或胀麻痛。头痛严重时，可因咳嗽、打喷嚏、大笑而加剧。在枕部可以用手指压迫找到明显的压痛点，或用手指压迫而诱发加剧头痛，也有用手指压迫时产生“舒服的头痛”。

（2）其他表现。可伴有头昏、耳鸣、听力下降、视力减退、眼部不适、失眠及颈肩背部酸胀、麻痛等。

3. 鉴别诊断

（1）偏头痛。是颅内外的血管舒缩功能失调而引起的一种单侧性头痛，常发于精神受刺激、忧虑、激动时，颈内动脉及其分支的平滑肌痉挛而使其血管口径减小致脑部供血不足，进而使脑血液循环发生紊乱，甚至引起脑水肿，从而导致头痛。

（2）脑外伤后遗头痛。是由于头部外伤遗留下来的头痛。这是力的传导和杠杆的作用，直接或间接损伤颅内疼痛敏感结构所引起。

（3）颅底凹陷症。是由于先天畸形所致，即枕骨大孔区的颅骨向颅腔内陷入，致使枕骨大孔及寰椎、枢椎的上颈段脊髓、延髓、小脑、脊神经、椎动脉受压迫或牵拉造成的后头痛。

六、肩臂疼痛

臂丛神经根性、丛性、干性病变引起的肩臂手疼痛，是神经根型颈椎病的常见症状，有时也可见于颈椎间盘突出症，通称为肩臂痛。

1. 病因病理

（1）根型颈椎病的病因病理。

①颈椎椎间孔缩小，颈神经根在椎间孔内受到挤压，椎体侧后缘钩椎关节形成骨赘，后关节增生及上关节突前移，是常见原因。

②前斜角肌痉挛使臂丛神经受损，或高位颈椎病变（颈 4 以上）亦可造成肩臂手疼痛。

③急性颈椎损伤后，血肿刺激、挤压臂丛神经根，产生急性神经根炎或神经根撕裂。

④脊髓病变造成肩臂疼痛或麻木，但不剧烈。

⑤由于颈项部肌肉继发性痉挛，造成神经组织缺血缺氧。这是急性损伤或慢性损伤急性发作期产生疼痛的主要原因。

（2）颈椎间盘突出症的病因病理。颈椎间盘纤维环较薄，当颈椎突然过度屈伸或头部受压或外力作用易发生颈椎间盘突出。颈椎间盘突出可为纤维环部分破裂突出或为纤维环破裂后髓核突出压迫神经根或颈髓。突出椎间盘起始为软性组织，以后因纤维化或骨化进一步减少了椎管容积。由于椎间盘突出减少了椎间高度，使关节突活动度增加，可出现颈椎失稳，进而可发生骨性关节炎，尤其钩椎关节、关节囊及黄韧带增厚进一步压迫脊髓或脊神经根，此时已由颈椎间盘突出症发展为颈椎病。

2. 临床表现

颈椎病引起的典型的臂丛神经痛，为根性疼痛，多发生于颈椎病急性期或慢性期。初期仅表现为颈项部疼痛僵硬，多为间歇性疼痛，并从锁骨上窝较快扩散到整个肩臂手部。咳嗽、打喷嚏，甚至深呼吸、大声说话，均可诱发难忍的放射痛。出现病变的斜方肌、冈上肌、冈下肌、三角肌，可有显著压痛，并较快出现受累神经支配区的肌肉萎缩。约有三分之一的患者可伴有头痛，并多局限在耳后或枕部区域。上肢外展和向健侧转动时可出现疼痛加重；上肢内收屈曲或上举时疼痛可减轻。故患者常有屈肘、头偏向一侧的特殊保护性姿势，以减轻臂丛神经的紧张状态，从而减轻疼痛。绝大多数患者夜间症状加重，辗转难眠，甚者可见起床、翻身苦难，难于平卧。患者晨起后感颈项部及菱形区疼痛，并伴有手胀、握拳困难，活动后缓解。

颈椎间盘突出症引起的肩臂疼痛因位置不同，表现亦各异。颈 3、4 椎间盘突出症使颈 4 神经根受累，疼痛和麻木区在颈后部、肩部及后肩胛区，颈后伸时疼痛加重。颈 4、5 椎间盘突出症使颈 5 神经根受累，疼痛和麻木区在肩部，可放射至上臂外侧。颈 5、6 椎间盘突出症使颈 6 神经根受压，疼痛和麻木区放射部位由颈部沿肱二头肌、上臂外侧、前臂背侧至拇指与食指之间，最后止于拇指、食指指尖。颈 6、7 椎间盘突出症使颈 7 神经根受压，疼痛和麻木区放射部位由肩背部、上臂后外侧，前臂背侧至中指。颈 7 胸 1 椎间盘突出症使颈 8 神经根受累，疼痛和麻木区放射部位由肩背部、上肢后外侧至无名指和小指，主要在腕关节以下。

3. 鉴别诊断

(1) 肩周炎。又称冻结肩、“五十肩”，是肩关节及其周围组织的退行性病变，常发生于中老年人，女性的发病率较高。发病原因与受寒、劳损及外伤有关、并和激素失调有一定关系。由于有颈肩不适及上肢麻木、疼痛，而与颈椎病有类似之处，主要应与颈椎病相鉴别。其鉴别要点如下：

①疼痛点：肩周炎的痛点在肩关节处。而颈椎病的痛点在颈椎周围及上臂部。

②肩关节活动范围：肩周炎肩部活动范围则明显受限，尤以外展时为甚。颈椎病者不影响肩部活动。

③对封闭疗法的反应：肩周炎的局部疼痛会立即消失或明显减轻，同时其肩部活动范围也会相应地增加或明显增大，而颈椎病者则无效。

④ X 线平片：颈椎病可显示颈椎生理曲度消失或减小，其动力侧位片上可有梯形变；肩周炎多无此变化。

⑤肩周炎能自愈，而颈椎病往往呈进行性加重。

(2) 胸廓出口综合征。臂丛的远侧几根神经根，尤其胸 1 神经根，可在胸廓出口处被挤压在前斜角肌和中斜角肌与第一肋之间。如有颈肋或纤维束带从颈椎发出，则胸 1 神经根和锁骨下动脉将被提起而遭压迫。病人有前臂内侧疼痛和感觉迟钝甚至消失（颈 8 或胸 1 皮区），手部发凉、发白或发紫，桡动脉搏动减弱或消失等。Adson 试验阳性（检查者触摸患肢腕部桡动脉，让病人深呼吸，同时头后伸，下颌转向患侧，桡动脉减弱或消失者为阳性），从 X 线正位片可以见到颈 7 横突较长，或有颈肋。

七、耳鸣耳聋

耳鸣、耳聋均为听觉异常的病症，以患者自觉耳内鸣响，如闻潮声，或细或暴，妨碍听觉者为耳鸣；听力障碍，妨碍交谈，甚至听觉丧失，不闻外声，影响日常生活者称为耳聋，症状轻者称为重听。由于颈椎的急慢性损伤所致的耳鸣和耳聋，称为颈源性耳鸣和耳聋。

1. 病因病理

(1) 自主神经功能紊乱。颈部的外伤、劳损和退行性变，破坏了脊柱的内外平衡，易发生颈椎解剖位置的改变。由于机体代偿机制的作用，颈椎解剖位置的这种改变，可自行缓解，尚不致产生明显的临床症状。若在一定的外因作用下，机体失去代偿功能，这种解剖移位，就可刺激或压迫颈交感神经，使内耳的生理功能受到干扰而产生耳鸣或耳聋。

(2) 血液供应障碍。内耳之血液大部分借内听动脉供给，间有耳后动脉之茎乳支分布于半规管。内听动脉从基底动脉分出，入内耳道。当颈椎小关节错位，刺激或压迫椎动脉，或由于刺激了颈椎关节囊、韧带或椎动脉壁周围的交感神经，反射性引起椎动脉痉挛而致椎－基底动脉供血不足引起内听动脉血流减少而发生耳鸣或耳聋。

2. 临床表现

(1) 耳鸣、耳聋为主要症状。颈椎急性损伤引起的耳鸣，音调较高，属感音性耳鸣，多伴有重听甚至耳聋现象，呈间歇性发作，且与头部位置的改变有关，颈部压痛点与耳鸣多在同一侧，同时伴有轻重度不等的脑血管、神经症状，青壮年颈椎损伤者多属此类。颈椎慢性损伤引起的耳鸣多呈持续性，时轻时重，继而出现重听、耳聋症状，为双侧性（或一侧较重）感音性耳鸣，呈持续发展趋势，老年性的颈源性耳鸣和耳聋多属此类。

（2）活动受限。颈部活动受限，颈肌肌痉挛，局部可有压痛或疼痛不明显。

（3）伴随症状。多伴有眩晕、头痛、视力异常等症状。有学者把耳蜗—前庭症状列为“椎动脉型颈椎综合症”的主要症状之一，认为在眩晕发作时半数以上患者伴有耳鸣，约三分之一患者有渐进性耳聋。

3. 鉴别诊断

（1）美尼尔综合症。多发病突然，呈发作性眩晕，伴发有单侧耳鸣或耳聋，发作时眼球震颤，有头痛、恶心、呕吐，严重者天旋地转，不敢睁眼、面白无汗。3～5天可缓解，与颈椎体位改变关系不大，缓解时多无症状，无颈部症状、体征和X线表现等。

（2）真性听力障碍。听觉系统结构微妙复杂，凡声波传导途径中任何一个环节发生病变或外伤均可导致听力下降，如中耳炎所致的听力下降等，这些可通过对听觉系统的各种检查确诊。应用听力测试计时，低频消失为中耳损害，高频消失（老年性听觉减退）提示神经源性听觉损害。

（3）药源性耳聋。氨基糖甙类抗生素可引起前庭和耳蜗损害而导致听力下降甚至耳聋，多见于儿童，此型通过询问病史可确诊。

（4）先天性耳聋。由于孕妇用药不当或胎儿先天发育不良所致，多为聋哑相并发生。

八、视力障碍

视力障碍（视力是中心视力的简称，又称为视敏度）是指患者在视物时出现模糊、眼干、眼痛、眼朦或眼前有云雾感、飞蚊感、闪光感、复视、甚至失明等。视力障碍可见于颅内肿瘤（多为视力减退、复视、视野缺损及失明，此类的肿瘤以颅咽管瘤、垂体肿瘤及蝶鞍附近的神经胶质瘤、脑膜瘤、动脉瘤等多见）、脑血管疾患（视网膜中央动脉闭塞、眼动脉闭塞、大脑后动脉闭塞、颈动脉闭塞等等）、眼的炎性疾病（急性视神经脊髓炎 - Devic 病，视神经乳头与球后视神经炎等）、眼内恶性肿瘤（视网膜母细胞瘤、脉络膜黑色素瘤等）、遗传性疾病（遗传性脊髓小脑变性、遗传性家庭性视神经萎缩症、葡萄膜性大脑炎 - 小柳 - 原田病等），但本节所涉及的视力障碍，排除了上述的器质性病变，且伴有颈部酸累、疼痛及活动受限，颈椎发生解剖移位后造成功能性失调而导致的视力障碍。

1. 病因病理

当颈 1~3 和颈 6~7 关节错位时，因炎症刺激或压迫颈上交感神经节和星状神经节，使其神经纤维兴奋性增高，视神经中央动脉痉挛而视力下降；瞳孔对光调节不灵而视力下降、视力模糊、复视。因寰枕关节错位，使附近软组织扭曲影响血循环，出现眼胀、近视和青光眼（眼压病）。寰枕关节错位还可刺激三叉神经脊髓束，引起眼周神经痛或前额痛。椎动脉供血不全可引起视中枢和脑神经损害，导致眼循环障碍而造成视网膜病损。

2. 临床表现

(1) 眼部表现。有视力模糊、视力下降、眼花、眼干、眼痛、复视、畏光流泪、眼睑跳动、眼睑下垂、眼斜、瞳孔不等大、眼球震颤、视野缩小、视野内冒金星等表现。

(2) 其他部位表现。有头晕、头痛、耳鸣、耳聋、恶心呕吐、咽部异物感、颈肩背痛、上肢麻痛、胸闷痛等颈椎病表现。

3. 鉴别诊断

(1) 真性视力障碍。真性视力障碍与眼本身的结构发生病理性改变有密切关系。

①屈光系统中的透明性有改变而致的视力障碍，是屈光系统的本身有疾患造成的：角膜的疾患——泡性结膜角膜炎、角膜溃疡、角膜瘢痕、角膜水肿（青光眼的急性期）；房水的疾患——前房水浑浊；晶状体的疾患——白内障等。

②屈光不正，指近视、远视、散光等。以上的疾患，用查视力、验光、检眼镜行检查及应用观察眼底，测眼压等可以确诊。

(2) 眼的器质性病变。眼的器质性病变是眼球内的深部组织（视网膜、视神经、脉络膜等）所患的疾病，如视网膜剥离、视网膜中央动脉阻塞、视乳头水肿或炎症、球后视神经炎、脉络膜视网膜炎等等，这些疾病行眼底检查、测眼压、查视野等，常可以协助诊断。

(3) 颅内疾患。颅内肿瘤、脑脓肿、脑出血、脑炎等引起颅内压增高而致视乳头水肿；视神经萎缩等可见于额叶底部肿瘤，造成病侧原发性视神经萎缩；在福斯特－肯尼迪综合症则痛侧原发性视神经萎缩，对侧视乳头水肿。

此外，还有三个现象大家也不要忽视：第一，有的颈椎病患者在行走的时候，会突然摔倒，这是由于增生的骨质压迫椎动脉引起的，易被误诊为脑血管或小脑疾患。第二，颈椎病患者可出现排便障碍，此系脊髓的椎体侧束刺激所致，患者上肢麻木、疼痛或行走无力、跛行，颈部症状多数轻微易被掩盖，有的伴尿频、尿急、排尿不净或大小便失禁。第三，颈椎病也可引起血糖增高，导致糖尿病：颈椎发生病变后，刺激颈后交感神经使胰岛细胞分泌胰岛素亢进，进而出现疲劳直至β细胞萎缩，使胰岛素分泌减少；另一方面颈部神经根受到压迫导致经络不通、气血不和，全身微循环障碍，直接影响营养物质的供给和细胞修复，这样使得胰腺分泌功能下降，又使全身相应细胞受体对胰岛素利用不足，而且糖尿病人血糖高、粘稠度增加、血流不畅、血管硬化，蛋白质、脂肪代谢异常，这样反过来又加重了颈部病理变化。这就是所谓的“颈糖综合症”的由来。

第三章

全面了解各型颈椎病

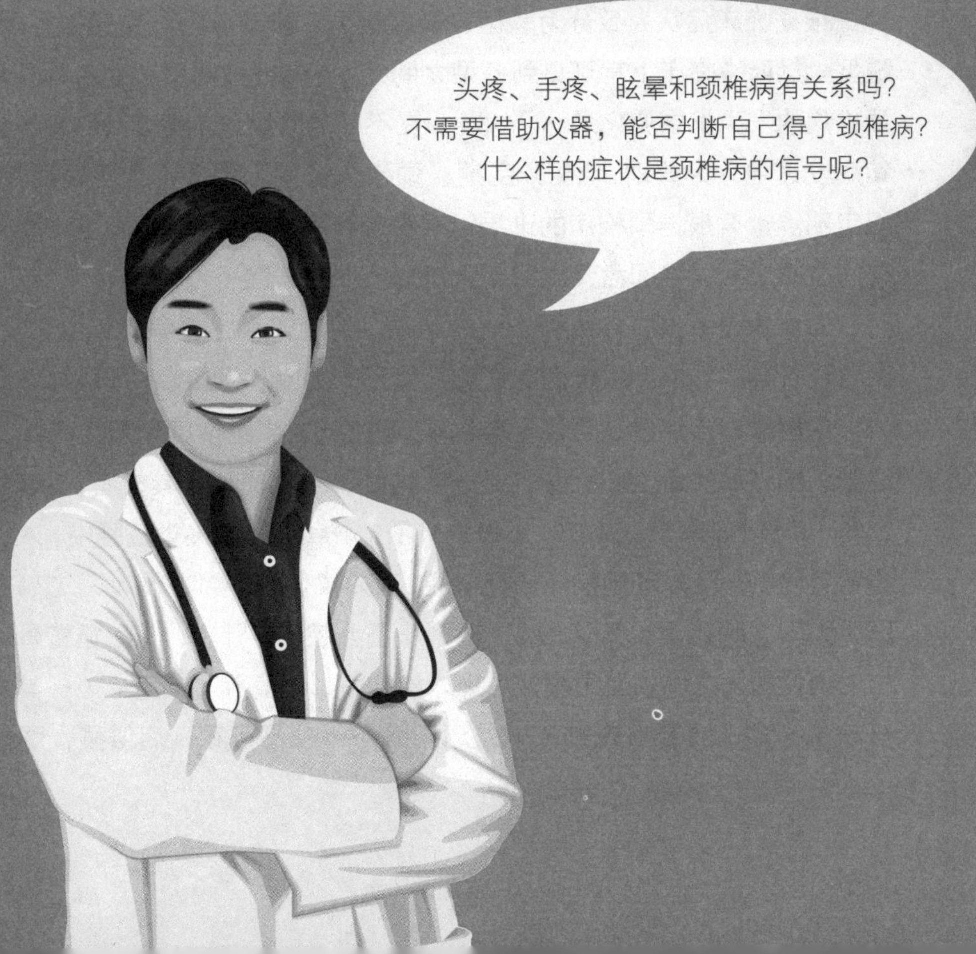

一、颈椎病的类型

颈椎病的临床表现根据病变部位，受压组织及压迫轻重的不同而有所不同。其症状有的可以自行减轻或缓解、亦可反复发作；有的症状顽固，影响工作及生活。

根据临床症状大致分为颈型、神经根型、椎动脉型、交感神经型及脊髓型。然而在临床上常可见到各型之间症状、体征彼此掺杂的各种混合型。颈椎病的发生发展变化是一个过程，在不同的阶段，其病理变化是不同的。其病变过程分为四期：功能紊乱期、颈椎失稳期、颈椎不全代偿期及重塑稳定期。也有根据颈椎病的进展过程将颈椎病分为五期：椎间盘退变初期、椎间盘膨出期、椎间盘突出期、骨赘形成期和脊髓变性期。

颈椎病是颈椎整体平衡失调的结果，但确实存在着病变部位不同而临床表现各异的现象。颈椎病的病变部位常划分为上颈段、中颈段和下颈段。

中医学对疾病的认识注重整体观。颈椎病在中医多属太阳经病。《灵枢·经脉》曰："膀胱足太阳之脉，起于目内眦，上额交巅，其支者，从巅至耳上角，其直者，从巅入络脑，还出别下项，循肩髆内。夹脊抵腰中，入循膂，络肾属膀胱……是动则病……目似脱，项如拔，脊痛腰似折……"又曰："小肠手太阳之脉，起于小指之端，循手外侧上腕，出踝中，直上循臂骨下廉，出肘内侧两筋之间，上循臑外后廉，出肩解，绕肩胛，交肩上……其支者，从缺盆循颈上颊至目锐眦……是动则病……项不可顾，肩似拔，臑似折，颈颔肩臑肘臂外后廉痛。”依据患者病变的不同部位来辨别属于哪条经脉的病变。

二、颈椎病的主要临床表现

颈椎病是一种常见病、多发病，好发于40～60岁之间的成人。病变主要累及颈椎椎间盘和周围的纤维结构，伴有明显的颈神经根和脊髓变性。本病主要的临床症状有头、颈、臂、手及前胸等部位的疼痛，并可有进行性肢体感觉及运动障碍，重者可致肢体软弱无力，甚至大小便失禁、瘫痪，累及椎动脉及交感神经则可出现头痛、头晕、心慌、胸闷等相应的临床表现。

1. 颈型颈椎病

颈型颈椎病也称局部型颈椎病，是指有头、肩、颈、臂的疼痛及相应的压痛点，X线片上没有椎间隙狭窄等明显的退行性改变，但可以有颈椎生理曲线的改变，椎体间不稳定及轻度骨质增生等变化。此型在临床上极为常见，是最早期的颈椎病。由于症状较轻，往往重视不够，以致反复发作使病情加重，不少反复落枕的病人即属于此种改变。从大量的临床观察证实，此型实际上是颈椎病的最初阶段，也是治疗最为有利的时机。

主要临床表现：早期可有头颈、肩背部疼痛，有的疼痛剧烈不敢触碰颈肩部，有的则轻微反复发作；头颈部不敢转动或歪向一侧，转动时往往随同躯体一起转动。颈项部肌肉可肿胀或痉挛，有明显的压痛。急性期过后常常感到颈肩部及上背部酸痛。病人常诉颈部易于疲劳，不能持久看书、写作和看电视等；有的感到头痛、后枕部疼痛、胸痛及上肢无力；有的病人自诉晨起后“脖子发紧”“发僵”，活动不灵便或活动时颈部有响声；少数病人出现反射性的上肢疼痛、胀麻不适，但颈部活动时并不加重。

检查时可发现颈部偏歪，活动正常或受限，颈部肌肉痉挛有压痛，往往表现在颈椎棘突的两侧、肩胛上部分颈背部及肩胛骨的内侧部；可见棘上韧带肿胀、压痛及棘突偏突歪斜，棘突间距增大；转头试验和上臂牵拉试验阴性，无肌无力、肌萎缩表现，上下肢肌腱反射正常，无病理反射；X线片上可见颈椎曲线消失而变直，颈椎上下关节突关节呈“双边”“双突”征，钩椎关节间隙不对称等改变，少数病人有骨质增生及项韧带骨化等表现，但也有病人没有X线片改变或仅有颈椎生理曲线的改变。

2. 神经根型颈椎病

多见于40岁以上的人，起病缓慢，多无外伤史。但是当头部受到各种原因的外伤时可诱发本病。主要症状有颈肩背疼痛及颈神经刺激或者受压症状。主要临床表现：

(1) 颈肩部疼痛和手指麻木感。疼痛为根性病变的主要症状。急性期病人活动头颈部可以引起颈、肩、臂部痛，或呈上肢放射痛，常伴手指麻木感，晚间痛重，影响休息。少数病人为防止触碰颈部加重症状，用手保护患部。对急性发病病人，需注意检查是否为颈椎间盘突出病变。慢性发病病人多感颈部或肩背部酸痛，上肢根性疼痛或指端有麻木感。此外尚有上肢肌力减弱、肌肉萎缩。部分病人患肢可呈现肿胀，皮肤呈暗红或苍白色。风寒及劳损可为发病的诱因，部分病人无明显诱因而逐渐发病。臂丛神经根部不同病变部位引起不同的疼痛区：颈5神经根病变其疼痛区为三角肌分布区；颈6神经根病变，其向三角肌部及前臂桡侧及拇指放射；颈7神经病变，沿上臂及前臂后方向中指放射；颈8神经根病变，沿上臂及前臂内侧向无名指、小指放射；而胸1的神经根病变引起上臂内侧疼痛。

(2) 肌力减弱。上肢肌力减弱为运动神经受损引起的症状，表现为病人持物时费力，部分病人持物时易脱落。肢体骨骼肌由两根以上的神经共同支配，单独神经受损表现为轻度肌力减弱，主要的神经根受累可出现明显的运动功能障碍。

(3) 颈部肌肉紧张。颈椎病病人常有颈部发僵的症状。颈神经根受到刺激，可反射地引起所支配的颈、肩部肌肉张力增高或痉挛。在急性期，检查多可见病人后颈部一侧或双侧肌肉紧张，局部有压痛。

(4) 体征。颈部有不同程度的畸形及僵硬现象；压痛点在受累颈脊神经的颈椎横突下方及其背支支配的区域；臂丛神经牵拉试验阳性；椎间孔挤压试验阳性；肩部下压试验阳性；颈神经受到刺激时，其远端部位早期表现为疼痛过敏；当受到压迫较重或者时间较久时，其远端部位表现为感觉减退；支配肱二头肌及肱三头肌腱的主要神经受到兴奋时，腱反射活跃，反之，则腱反射减退或消失；神经根受到压迫后，轻者其所支配的肌肉力量减弱，重者尚可以见到肌肉萎缩。

3. 椎动脉型颈椎病

主要临床表现：

(1) 头痛。由于椎基底动脉供血不足致使侧支循环血管扩张而引起的一种血管性头痛。常发作性出现，可持续数分钟、数小时或更长些，在发作期阵发性加剧。晨起、转动头颈部及乘车时症状加重。疼痛多为一侧，在后颈枕部或枕顶部，呈跳痛、灼痛或酸胀痛，常由颈后部开始，向耳后及枕顶部扩展，或向眼眶和鼻根部放射，可有眼前一过性发黑、闪光视等先兆。常伴有恶心、呕吐、出汗、流涎及心慌、憋气、血压异常，或面部、硬腭、舌咽部疼痛、麻木、刺痒及异物感等。

枕大神经病变是引起头痛的常见病因。椎动脉分支枕动脉支配枕大神经，临床上椎动脉痉挛缺血引起枕大神经缺血时，可出现枕大神经支配区的头痛症状，疼痛性质为间歇性跳痛；从一侧后颈部向枕部及半侧头部放射，可伴灼热感，少数患者患部呈现痛觉过敏，触及患部头皮时疼痛难忍，甚至触碰头发即感剧痛。斜方肌由副神经周围支支配，该神经起于上 5 ~ 6 个颈节，其根性病变或该肌外伤后可引起斜方肌痉挛，从附于枕骨外隆凸部的斜方肌腱膜中穿出的枕大神经支，由于受到挤压而出现症状。寰椎或枢椎发生旋转移位时可使从其椎弓间穿出的枕大神经受到损伤或刺激而出现头痛，该神经局部有压痛。

(2) 眩晕。为本病最常见的症状。眩晕有：①自身或周围景物在一起方向旋转的幻觉；②身体站立不稳，摇晃自感地面移动；③物体倾斜、下陷等。往往在变换体位、头部过度旋转或伸屈时诱发或加剧。发作时间长短不一，可极短暂，也可持续数小时或更久。可伴有耳鸣、听觉减退或渐进性耳聋等。极少发生眼球震颤。有的患者在转动颈部时忽感下肢发软而突然摔倒，发病时多无意识障碍，在短时间内病人能自己起立行走，这是临床上椎动脉型颈椎病患者发病时的一个特点，可和其他脑血管病变相鉴别。

(3) 视觉症状。主要为大脑后动脉缺血所致。由于颈椎病变引起椎—基底动脉系痉挛，继发大脑枕叶视觉中枢缺血性病损所致视觉障碍，轻者视物模糊不清或有复视症状，常为发作性视力减退，眼前闪光、暗点、视野缺损或失明、幻视等。因为椎动脉借后交通动脉与颈内动脉系统相连，亦可出现反射性视网膜动脉痉挛，引起眼痛、眼底血管张力变化，如眼底静脉扩张和动脉变细，颈过伸时尤为明显，或血管痉挛性视网膜炎等。某些颈椎病患者，可伴发眼睑痉挛、结膜充血、角膜感觉减退甚至形成溃疡、泪腺分泌障碍、球后视神经炎、突眼及青光眼等。

(4) 其他症状。少数病例可有发作性意识障碍症状，如在某次颈部过度旋转或伸屈时，突然感到头晕眼花和剧烈头痛，并很快发生晕厥乃至昏迷。数分钟即好转，其发作后可有嗜睡及精神改变。少数患者可突然四肢麻木、无力而跌倒，但神志正常，跌倒后可很快爬起继续行走，或过度转动、猛然回头等出现摔倒。偶有发作性咽部痛，并伴蚁行、刺痒及异物感，甚至出现干咳、声音嘶哑、吞咽困难、发呛及咽反射减弱等症状。

(5) 体征。发病时颈部活动受限，作颈部旋转或后伸活动时可引起眩晕、恶心、呕吐、心慌等症状。部分患者在患侧锁骨上听诊检查可听到椎动脉由于扭曲、血流受阻引起的杂音。后颈部拇指触诊常查到患椎向一侧旋转移位，棘突及移位的关节突关节压痛明显。

4. 交感神经型颈椎病

主要临床表现：

（1）交感神经兴奋症状。头痛或偏头痛、头沉、头昏，枕部痛或颈后痛；眼裂增大、视物模糊、瞳孔散大、眼窝胀痛，眼目干涩，视野内冒金星等；心跳加快，心律紊乱、心前区疼痛和血压升高等；因为血管痉挛，肢体怕凉怕冷，局部温度偏低，或肢体遇冷时有刺痒感，继而出现红肿或疼痛加重；发汗障碍，表现为多汗，可局限于一侧肢体、头部、颈部、双手、双足、四肢远端或半侧身体。

（2）交感神经抑制症状。有头昏眼花、眼睑下垂、流泪、鼻塞、心动过缓、血压偏低，胃肠蠕动增加或嗳气等。

5. 脊髓型颈椎病

临床上根据压迫物位于脊髓的中央还是偏于一侧可分为单纯脊髓型和脊髓神经根混合型。主要临床表现：

（1）上肢症状。出现于一侧上肢或两上肢的单纯运动障碍，单纯感觉障碍或者同时存在的感觉及运动障碍。

（2）下肢症状。出现于一侧下肢或两侧下肢的神经机能障碍。

（3）偏侧症状。出现于同侧上下肢的感觉运动障碍。

（4）交叉症状。出现于一侧上肢和对侧下肢的感觉或运动障碍。

（5）四肢症状。出现于四肢的神经机能障碍。

（6）头部症状。主要表现为头痛、头晕或头皮痛。

（7）骶神经症状。表现为排尿或排便障碍，如龟头部感觉异常、尿频、尿急、排尿不尽、腰腿酸软、大便无力或便秘等。

（8）脊髓单侧受压。当脊髓单侧受压时，可表现为病变水平以下同侧肢体肌张力增加、肌力减弱、腱反射亢进、浅反射减弱，并出现病理反射；重者可以引出髌阵挛或踝阵挛，另外还有触觉及深感觉的障碍。对侧以感觉障碍为主，即有温度觉及痛觉障碍，而障碍的分布与病变水平不相符合。由于对侧的运动束及本体感觉束尚属正常，所以，该侧的运动机能正常。

(9) 脊髓双侧受压。早期症状以感觉障碍为主或以运动障碍为主，晚期表现为不同程度的上运动神经元或神经束损害的不全痉挛性瘫痪，如活动不利，步行不稳，卧床不起，呼吸困难。四肢肌张力增加，肌力减弱，腱反射亢进，浅反射减弱或消失，病理反射阳性。病人有胸、腰部束带感，感觉改变平面与病变水平往往不相符合，有时左右两侧感觉障碍的平面与程度不相符合，有的感觉障碍平面呈多节段性分布，严重的病例可有括约肌功能障碍。

6. 混合型颈椎病

以上各型很少单独出现，最为常见的是同时存在两型或两型以上的各种症状，即为混合型颈椎病。其临床表现互有掺杂。

三、颈椎病的检查

颈椎病的检查包括物理检查和仪器检查，仪器检查包括 X 线检查、肌电图检查和 CT、MRI 检查。

1. 颈椎的试验检查

颈椎病的试验检查即物理检查，不需借助仪器，它包括：

(1) 前屈旋颈试验。令患者颈部前屈、嘱其向左右旋转活动。如颈椎处出现疼痛，表明颈椎小关节有退行性变。

(2) 椎间孔挤压试验（压顶试验）。令患者头偏向患侧，检查者左手掌放于患者头顶部、右手握拳轻叩左手背，则出现肢体放射性痛或麻木、表示力量向下传递到椎间孔变小，有根性损害；对根性疼痛厉害者，检查者用双手重叠放于头顶、向下加压，即可诱发或加剧症状。

(3) 臂丛神经牵拉试验。患者低头，检查者一手扶患者头颈部，另一手握患肢腕部，作相反方向推拉，看患者是否感到放射痛或麻木。

（4）上肢后伸试验。检查者一手置于健侧肩部起固定作用，另一手握于患者腕部，并使其逐渐向后、外呈伸展状，以增加对颈神经根牵拉，若患肢出现放射痛，表明颈神经根或臂丛有受压或损伤。

（5）霍夫曼氏征。右手轻托患者之前臂，一手中食指夹住其中指，用拇指叩击中指指甲部，若出现四指屈曲反射即为阳性，提示颈部脊髓神经可能有损伤。

（6）感觉障碍检查。对颈椎病人做皮肤感觉检查有助于了解病变的程度。不同部位出现的感觉障碍可确定病变颈椎的节段。疼痛一般在早期出现，麻木时已进入中期，感觉完全消失已处在病变的后期。

2. 颈椎的X线检查

正常50岁以上的男性，60岁以上的女性约有90%存在颈椎椎体的骨刺。颈椎X线平片发生改变，不一定有临床症状。现将与颈椎病有关的X线所见分述如后：

（1）正位。观察第七颈椎横突有无过长，有无颈肋。钩椎关节及椎间隙有无增宽或变窄。

（2）侧位。

①曲度的改变：颈椎发直、生理曲度消失或反弓畸形。

②异常活动度：在颈椎过伸过屈侧位X线片中，可以见到椎间盘的弹性有改变。

③骨刺：椎体前后接近椎间盘的部位均可产生骨刺及韧带钙化。

④椎间隙变窄：椎间盘可以因为髓核突出，椎间盘含水量减少发生纤维变性而变薄，表现在X线片上为椎间隙变窄。

⑤半脱位及椎间孔变小：椎间盘变性以后，椎体间的稳定性低下，椎体往往发生半脱位，或者称之为滑脱。

⑥项韧带钙化：项韧带钙化是颈椎病的典型病变之一。

（3）斜位。摄颈椎左右斜位片，主要用来观察椎间孔的大小以及钩椎关节骨质增生的情况。

(4) 张口位。观察有无寰枢关节脱位、齿状突骨折或缺失。

3. 肌电图检查

不论是颈椎病还是颈椎间盘突出症都可使神经根长期受压而发生变性，从而失去对所支配肌肉的抑制作用。这样，失去神经支配的肌纤维，由于体内少量乙酰胆碱的刺激，可产生自发性收缩。因此，在一侧或两侧上肢肌肉中出现纤维电位，偶尔出现少数束颤位。小用力收缩时，多相电位正常，不出现巨大电位。大用力收缩时，呈完全干扰相。运动单位电位的平均时限和平均电位正常。振幅为 1~2 毫伏。颈椎病因椎间盘广泛变性，引起骨质增生。损害神经根的范围较广，出现失神经支配的肌肉也多些。在病变的晚期和病程较长的患者，在主动自力收缩时，可以出现波数减少和波幅降低。而颈椎间盘突出症往往为单个椎间盘突出，其改变多为一侧上肢，失去神经支配的肌肉范围呈明显的节段分布。

4. 颈椎的 CT 检查

CT 已用于诊断椎弓闭合不全、骨质增生、椎体爆裂性骨折、后纵韧带骨化、椎管狭窄、脊髓肿瘤所致的椎管扩大或骨质破坏，测量骨质密度以估计骨质疏松的程度。可清晰显示椎体前、后缘的骨赘，硬脊膜囊、脊髓、神经根的受压部位和程度，测得椎管前后径和横径，还能了解椎间孔和横突孔有无狭小，椎板有无肥厚。此外，由于横断图像可以清晰地见到硬膜鞘内外的软组织和蛛网膜下腔，所以能正确地诊断椎间盘突出症、神经纤维瘤和脊髓空洞症，对于颈椎病的诊断及鉴别诊断具有一定的价值。

5. 颈椎的 MRI 检查

颈椎 MRI 检查通过获得直接的多平面图像，清晰显示了脊柱骨骼及椎间盘、椎管、脊髓蛛网膜下隙等复杂的解剖结构，并通过信号变化显示组织的病理特征，对显示颈椎间盘突出、颈椎管狭窄、颈椎感染、颈椎肿瘤等均有独特的优势。

四、颈椎病的诊断标准

颈椎病的诊断标准是医生判断病人有无颈椎病及定性患者为何种颈椎病的准绳。怕自己得颈椎病的朋友可以了解一下，以便有个宏观上的判断和把握。

1. 诊断标准

颈椎病是泛指颈段脊柱病变后所表现的临床症状和体征。其诊断标准为：临床表现与影像学所见相符合者，可以确诊；具有典型颈椎病临床表现，而影像学所见正常者，应注意除外其他病患后方可诊断颈椎病；仅有影像学表现异常，而无颈椎病临床症状者，不应诊断颈椎病。

2. 诊断依据

(1) 颈型。①主诉头、颈、肩疼痛等异常感觉，并伴有相应的压痛点。②X线片上显示颈椎曲度改变或椎间关节不稳等表现。③应除外颈部其他疾患（落枕、肩周炎、风湿性肌纤维组织炎、神经衰弱及其他非椎间盘退行性变所致的肩颈部疼痛）。

(2) 神经根型。①具有较典型的根性症状（麻木、疼痛），且范围与颈脊神经所支配的区域相一致。②压顶试验或臂丛神经牵拉试验呈阳性。③影像学所见与临床表现相符合。④痛点封闭无显效（诊断明确者可不做此试验）。⑤除外颈椎外病变（胸廓出口综合征、网球肘、腕管综合征、肘管综合征、肩周炎、肱二头肌腱鞘炎等）所致以上肢疼痛为主的疾患。

(3) 椎动脉型。①曾有猝倒发作，并伴有颈性眩晕。②旋颈试验阳性。③X线片显示节段性不稳定或枢椎关节骨质增生。④多伴有交感症状。⑤除外眼源性、耳源性眩晕。⑥除外椎动脉Ⅰ段（进入颈6横突孔以前的椎动脉段）和椎动脉 III 段（出颈椎进入颅内以前的椎动脉段）受压所引起的基底动脉供血不全。⑦排除颅内肿瘤、神经官能症。⑧椎动脉造影、CT、MRI 可确诊，脑血流图、脑电图可参考。

(4) 交感神经型。临床表现为头晕、眼花、耳鸣、手麻、心动过速、心前区疼痛等一系列交感神经症状，X 线片有失稳或退变，椎动脉造影阴性。心电图无异常。

(5) 脊髓型。①临床上出现颈脊髓受压损害的表现。② X 线片上显示椎体后缘骨质增生、椎管狭窄。影像学证实存在脊髓压迫。③除外肌萎缩侧索硬化症、脊髓肿瘤、脊髓损伤、继发性粘连性蛛网膜炎、多发性末梢神经炎。④颈椎 MRI 检查可以显示颈椎间盘变性突出、黄韧带变厚骨化等，造成脊髓相应阶段压迫，出现脊髓变性、水肿等临床变现。

五、颈椎病的鉴别诊断

颈椎病的鉴别诊断是医生的事，之所以把它展现给读者，主要是想让那些热爱健康的朋友丰富一下相关的医学知识。

1. 颈型颈椎病的鉴别诊断

(1) 颈部扭伤。俗称落枕，系颈部肌肉扭伤所致。因其发病与颈型颈椎病相似，多于晨起时发病，因此两者易被混淆。颈部扭伤的病因多是由于睡眠时颈部体位不良，以致局部肌肉被扭伤，完全不同于因椎间盘退变而引起的颈型颈椎病。主要依据以下四点：

①压痛点：颈型颈椎病患者的压痛点多见于棘突及两侧椎旁处，程度多较轻，用手压之患者可忍受，且疼痛范围与受累的神经根分布区一致；而落枕者的压痛点则见于肌肉损伤局部，以两侧肩胛内上方处为多见，急

性期疼痛剧烈，压之常无法忍受。

②肌肉痉挛：颈型颈椎病患者一般不伴有颈部肌肉痉挛，而在颈部扭伤者则可触及伴有明显压痛的条索状肌束。

③对牵引试验的反应：检查者用双手稍许用力将患者头颈部向上牵引起时，颈型颈椎病患者有症状消失或缓解感；而颈部扭伤者则疼痛加剧。

④对封闭疗法的反应：用1%普鲁卡因5ml做痛点封闭，颈型颈椎病患者多无显效；而颈部扭伤者则症状立即消失或明显缓解。

(2) 肩关节周围炎。又名"冻结肩"，因其多在50岁前后发病，故又称之为"五十肩"，患者大多能自愈。其好发年龄与颈椎病相似，且多伴有颈部受牵症状，两者易混淆。

①疼痛点：颈型颈椎病所引起的疼痛多以棘突及椎旁处为中心；而肩关节周围炎患者的疼痛则多局限于肩关节及其周围处。

②肩关节活动范围：颈型颈椎病一般不影响肩部活动；而肩关节周围炎患者的肩关节活动范围均明显受限，尤以外展时为甚，呈"冻结"状。

③对针灸疗法的反应：对肩关节周围炎患者针刺肩三针穴或条口透承山穴多可立即获得疗效（肩部酸痛减轻及活动范围增加）；而对颈型颈椎病患者则针刺阿是穴有效。

④影像学检查：颈型颈椎病患者的X线平片可显示颈椎的生理曲度消失，在动力性侧位片上可有梯形变；而肩关节周围炎患者一般无此现象，必要时可参考MRI检查结果。

(3) 风湿性肌纤维组织炎。为一种慢性疾患，多与风寒、潮湿等有关。全身各处均可发生，且除颈肩部外，腰骶部亦多见。

①全身表现：风湿性肌纤维组织炎患者具有风湿病的一般特征，如全身关节肌肉酸痛（可有游走性），咽部红肿（扁桃体多伴有炎症），红细胞沉降率增快，类风湿因子阳性和抗链球菌溶血素O测定多在500U以上。

②局部症状特点：风湿性肌纤维组织炎患者的局部症状多以酸痛感为主，范围较广，畏风寒，多无固定压痛，叩之有舒适感。

(4) 其他疾患。凡是可引起颈部疼痛和不适感的疾患均应进行除外诊断，尤其是脊柱本身的各种先天性畸形、炎症（以结核为多）等。因此，对所有主诉颈部症状者，应按常规拍摄正侧位 X 线片，首先除外各种可在 X 线片上显示的器质性疾患，尤其是对拟行手法推拿治疗者，以防意外，之后再酌情决定需否做 MRI 或 CT 检查，以求更进一步地了解与掌握病情，最后作出诊断。

2. 神经根型颈椎病的鉴别诊断

(1) 脊髓型颈椎病。脊髓型颈椎病的典型临床表现主要为上肢的下运动神经元损害和下肢的上运动神经元损害，前者主要反映了受压节段脊髓的损害严重程度，而后者则是由于皮质脊髓侧束及脊髓丘脑侧束同时受到累及所致。当病变仅仅累及脊髓的中央灰质尤其是脊髓的前角和或后角时，临床表现主要为双侧上肢的下运动神经元性瘫痪，腱反射减弱或消失，但下肢检查并无异常发现。当脊髓型颈椎病表现为一侧上肢症状时容易混淆，此时 MRI 检查所提供信息常具有重要价值。神经根型颈椎病还可与脊髓型颈椎病同时存在。

(2) 枕骨及寰枢椎疾患。枕颈部伤病常引起枕大神经痛。枕大神经为颈 2 神经后支组成的感觉神经，与颈 3 神经根损害所致疼痛较难鉴别，影像学检查有助于明确病因，必要时还应进行颅神经、小脑功能及眼底检查。

(3) 颈椎其他疾患。如椎管狭窄、后纵韧带骨化、感染、肿瘤等，影像学检查可明确诊断。

(4) 肺、纵隔肿瘤。如肺上部肿瘤，可侵犯臂丛引起肩臂疼痛，体检可在锁骨上窝触及肿块，影像学检查可明确肿瘤所在部位及范围。

(5) 胸廓出口综合征。主要病因包括颈肋、前斜角肌肥厚及锁骨、肩胛骨喙突或第 1 肋骨畸形愈合或不愈合等。最常见的症状为上肢的疼痛、麻木或疲劳感，其次为肩部和肩胛部的疼痛，再次为颈部的疼痛。根据受压成分的不同可以神经、动脉或静脉受压症状为主，其中多数主要表现为神经受压症状，以臂丛下干受累机会为多，故常表现为尺神经支配区的损害症状。

(6) 臂丛神经炎。急性或亚急性起病，首发症状为一侧肩部及上肢的剧烈疼痛，并可伴有发热等全身症状。

(7) 肩部疾患。如肩周炎、肩袖损伤等。以肩部疼痛、活动障碍为突出症状，二者可合并存在，肩关节造影及 MRI 检查有助于明确诊断。

(8) 颈肩臂综合征。以自颈部向肩、臂及手指的放射疼痛为主要症状，与颈椎不良姿势体位引起的肌肉疲劳有关。

(9) 颈肩手综合征。表现为上肢自主神经功能异常，除肩、手指疼痛外，尚有手指肿胀及颜色、温度改变，随后即发生骨质疏松。

(10) 上肢周围神经卡压。如腕管综合征、尺管综合征及迟发性尺神经损害等，根据相应症状、体征及神经电生理检查多可明确诊断。应指出的是，颈椎病患者可同时合并上肢周围神经卡压。

3. 椎动脉型颈椎病的鉴别诊断

(1) 内耳综合征（美尼尔综合征）。常突然发作，为四周景物或自身在旋转或摇晃的错觉，发作刺激性（如光线、情绪波、动等）加重；严重时常伴有恶心呕吐、面色苍白、出汗多等迷走神经症状；发作时间持续，多在 1 ~ 3 天内逐渐缓解，为反复发作，间歇期一般无症状。

(2) 良性阵发性眩晕。常为外伤、耳病、年老、噪音性损伤及使用链霉素过敏，使内耳椭圆囊的耳石变性、移位（地心引力作用）所致。常见于 50 ~ 60 岁妇女；睁眼做体位查出位置性(3 ~ 6 秒钟后出现)眼球震颤；病检为良性，可有复发。

4. 交感神经型颈椎病的鉴别诊断

(1) 冠状动脉供血不全。其症状是心前区疼痛剧烈，伴有胸闷气短，只有一侧或两侧上肢尺侧的反射性疼痛而无上肢颈脊神经根刺激症状。心电图有异常改变。服用硝酸甘油类药物时，症状可以减轻。

(2) 神经官能症。没有颈椎病的 X 线改变。无神经根和脊髓压迫症状，应用药物治疗有一定效果。但需长期观察，反复检查，以鉴别诊断。

5. 脊髓型颈椎病的鉴别诊断

(1) 脊髓肿瘤。病人有颈、肩、臂、手指的疼痛或麻木，同侧上肢为下运动神经元的损伤，下肢为上运动神经元的损伤。症状逐渐发展到对侧下肢，最后到达对侧上肢。压迫平面以下感觉减退及运动障碍，最后发展为脊髓横贯性损害现象。其特点是:X线平片显示椎间孔增大、椎体或椎弓破坏;脊髓碘油造影，梗阻部位造影呈倒杯状;在完全梗阻病例，脑脊液呈黄色，易凝固，蛋白含量增高。

(2) 后纵韧带骨化症。因为后纵韧带的骨化使椎管狭窄，影响脊髓血液循环。严重者可以压迫脊髓引起瘫痪。脊髓造影和CT及核磁共振对其诊断有很大的帮助。

(3) 枕骨大孔区肿瘤。其症状是枕后痛，同侧上肢痉挛性麻痹，并发展到下肢、同侧下肢和对侧上肢。手和前臂肌肉有萎缩现象。有时可出现感觉改变。其特点:脊髓造影，梗阻的位置较高，碘油难以到达颅腔;可出现颅凹脑神经的症状;晚期可引起脑压升高，有眼底水肿、脑膜刺激征。

(4) 脊髓空洞症。好发于颈胸段，有感觉障碍，有时感到臂部疼痛。其特点:发生于年轻人，多为20～30岁;痛觉与其他深浅感觉分离，以温度觉减退或消失为明显。

(5) 原发性侧索硬化症。是一种原因不明的神经系统疾病，当侵犯皮层脊髓运动束时，表现为双侧锥体束损伤，肌张力增高，浅反射消失，肌肉萎缩。其特点:无感觉障碍，脊髓造影无阻塞现象。

(6) 肌萎缩侧索硬化症。是一种原因不明的脑干运动核、皮层脊髓束和脊髓前角细胞损害的疾病。发病缓慢，好发于中年人的颈膨大部。其症状特点:上肢肌肉萎缩性瘫痪，小肌肉明显，手呈鹰爪形;下肢痉挛性瘫痪，腱反射活跃或亢进;病变发展到脑干时，可发生延髓麻痹而死亡。其鉴别点:无感觉障碍;脊髓造影，无梗阻现象。

第四章

颈椎病的预防

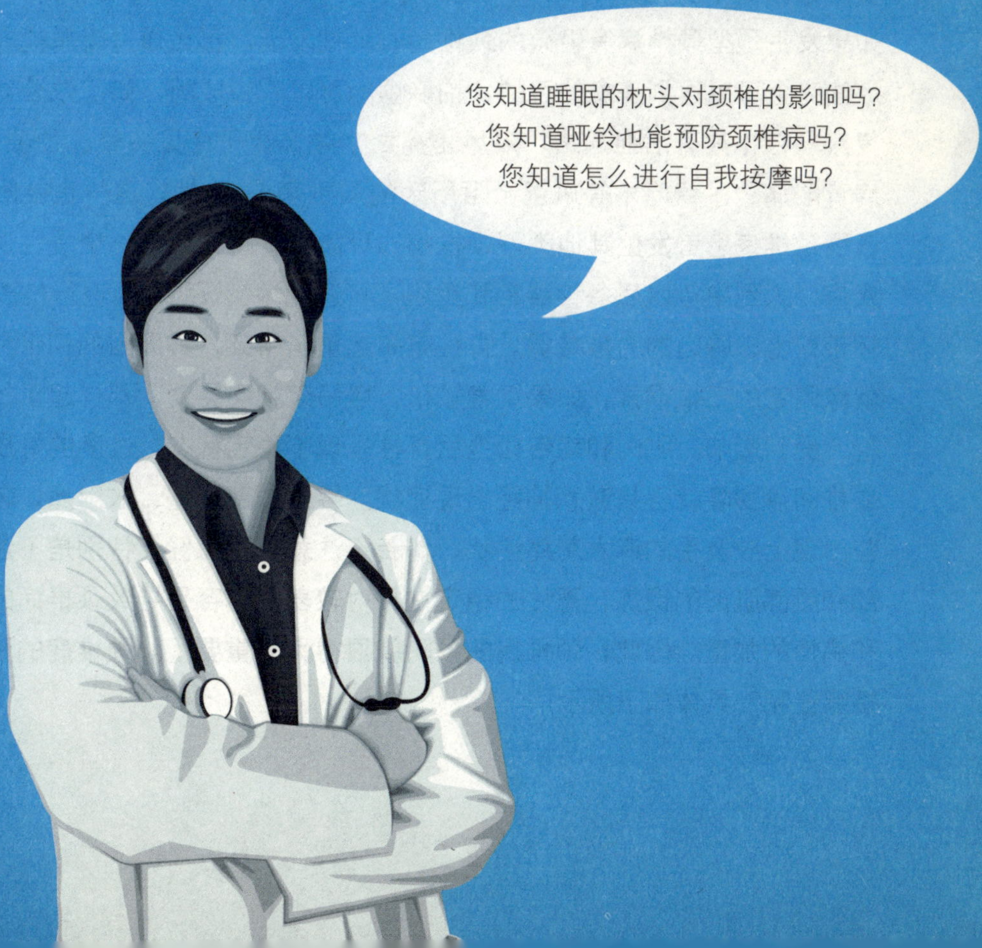

颈椎病的治疗费神、费时，过程较长，而且很难做到一劳永逸。治愈以后，患者如果不注意保养，复发的可能性不小。究其原因主要有两点：①人们对颈椎病的预防知识缺乏了解，有一些不好的工作和生活习惯，同时对一些轻微的颈椎病信号不够重视，一般都要等到有了自身不能忍受的症状才去医疗机构排查，这已造成机体某些不可逆的病理改变，使得病情恶化，给治疗带来麻烦，患者自然也痛苦万分。所以建议大家，尤其是年轻的朋友，要有健康的意识，尽量做到早诊断，早治疗。其实，颈椎病患者如果做到早发现、早治疗，要少受很多罪。尤其是年轻的颈椎病患者，如果发生颈型颈椎病等轻微的颈椎病时就被发现，那么通过简单的非手术疗法完全可以达到痊愈的目的，怕麻烦的可以吃中成药，如疗效公认的颈复康颗粒（具有活血通络，散风止痛之功效，用于症见头晕、颈项僵硬、肩背酸痛、手臂麻木等风湿淤阻所致的颈椎病）。当然，这样也就阻止了该型颈椎病患者发生其他类型颈椎病的可能。②颈椎病是一个慢性退行性疾病，人到中年以后各种器官和组织不可避免地出现退化（退行性改变），韧带松弛、肌肉的力量减弱。脊柱宛如起重塔吊架，其周围的韧带和肌肉就像固定的三根钢索，如果钢索较松，塔吊架就会晃动，那样起重的动作就会受到影响。肌肉和韧带松弛后脊柱呈现不稳定状态，过度的骨质增生或椎间盘膨隆就容易激惹神经出现症状。轻则颈部疼痛、放射痛，较重一些出现上肢及手的麻木刺痛症状，倘若不注意自我保健，特别是不注意颈部和腰部肌肉的锻炼，脊柱的稳定性相对较差，也容易导致颈椎病的发生和病情的加重。因此，颈椎病的预防就显得尤为重要了。颈椎病的预防包括哪些呢？具体如下所示：

一、颈椎的功能锻炼

颈部的锻炼方法很多，通常都有一定的效果。选择适合自己的锻炼方法，是非常有必要的。

在锻炼之前，一定先行热身，具体方法如下：

1. 肩部锻炼

肩部大多数肌肉均在颈部棘突附着，进行双侧肩关节内收内旋和外展外旋，不仅能够促进颈肩部血液循环，而且可以锻炼颈肩连接部分肌肉，促进颈部双侧肌肉肌力平衡，达到防治颈椎病的目的。

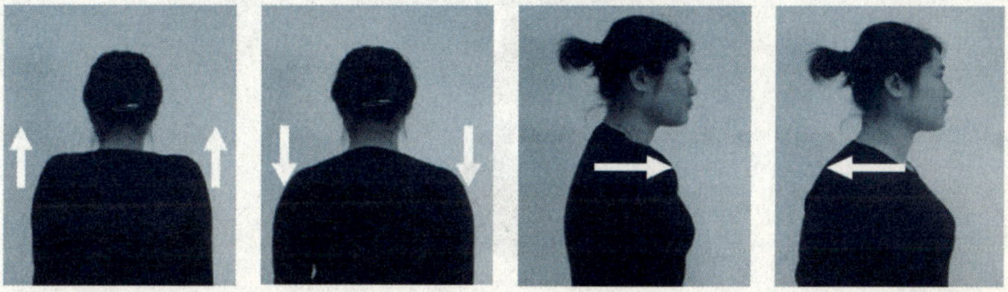

2. 项臂争力

两手交叉，屈肘上举，用手掌抱颈项部，用力向前，同时头颈尽量用力向后伸，使两力相对抗，随着一呼一吸有节奏地进行锻炼。每次锻炼5～10分钟，长期坚持下去，可预防颈项部肌肉疲劳和损伤，延缓或防止颈椎病的发生，而且简单易行，随时随地可以进行。

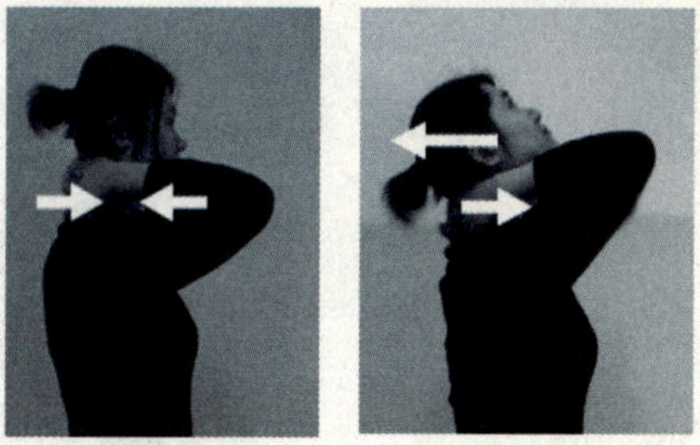

3. 提托头颈

站立，头微微后仰，双手交叉托于耳后下方（相当于翳风穴处），向上提托头颈，一张一弛，往返 30 ~ 50 次，可同时配合胸背部后仰，以活动脊柱的上部及胸廓、肩背等部位，达到放松诸关节的作用。

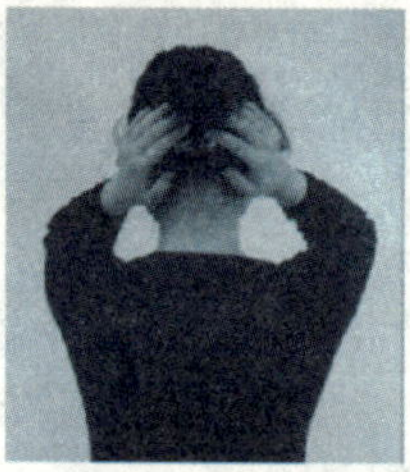

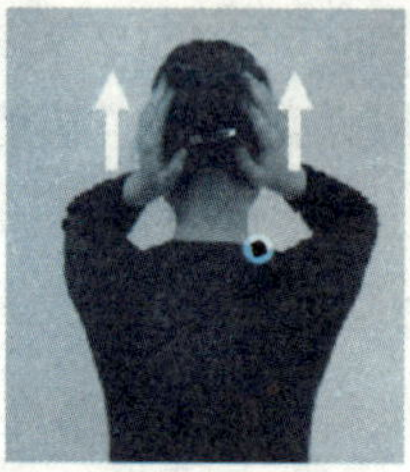

4. 拔项法

拔项法是防治颈椎病的最有效的方法之一。头顶向上伸展，下颌微收，双肩下沉，使颈部后方肌肉紧张用力，坚持 3 秒钟，然后放松，达到锻炼颈部肌肉的目的，锻炼不限次数，以稍微疲劳为度。

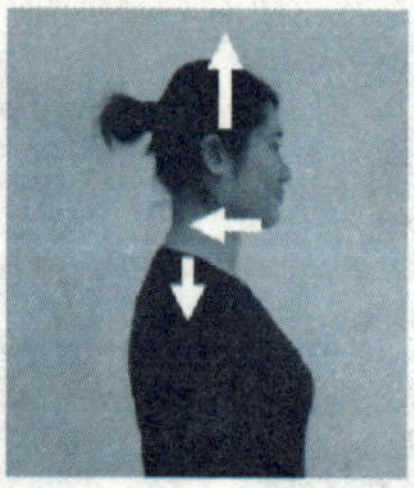

5. 低头仰头

站立，双手叉腰，两脚分开与肩同宽，自然直立。反复做抬头看天，低头看地活动。闭口使下颌尽量紧贴前胸，停留片刻，然后头颈仰起，两眼看天，仍停留片刻，这样反复进行，以不感到不适为度。

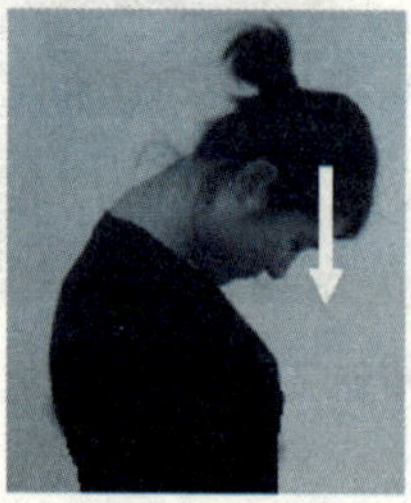

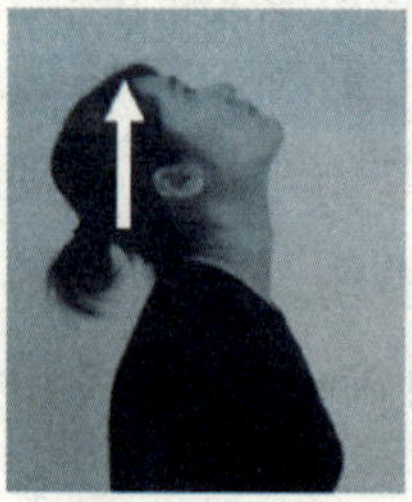

6. 往后观望

站立，双手叉腰，两脚分开与肩同宽，两眼平视，头颈部反复向左及右旋转。活动范围自小而大，但不要强求过大地增加幅度，次数也不要太多，一般 20 ～ 30 次即可。对已经患有椎动脉型颈椎病者不宜做此锻炼，否则，可引起跌倒。

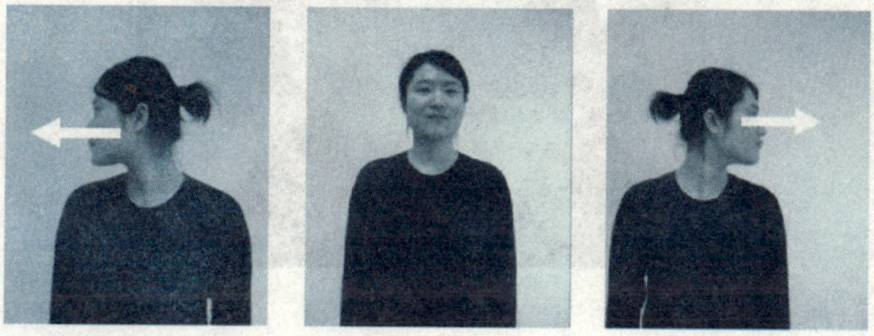

7. 左右侧屈

头部侧屈一侧，同侧手掌部抵住头一侧，与之对抗，坚持 3 秒；对侧动作相同，方向相反。分别作颈椎左右交替的颈椎侧弯活动，往返 20~30 次。

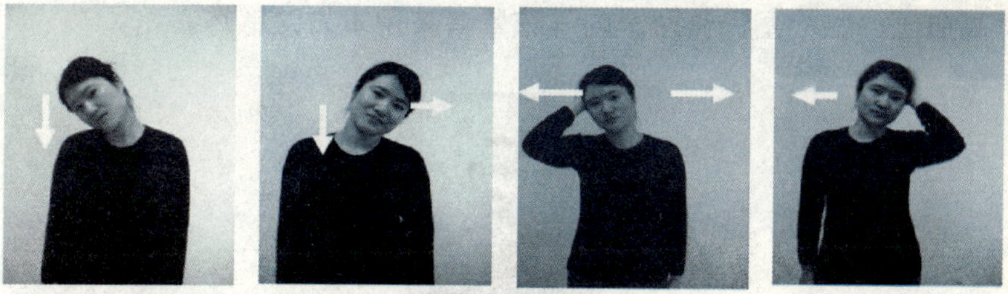

8. 回头望月

头部转向一侧，头顶偏向另外一侧，双眼极力向后上方观望，如回头望月状，坚持片刻，进行对侧锻炼。

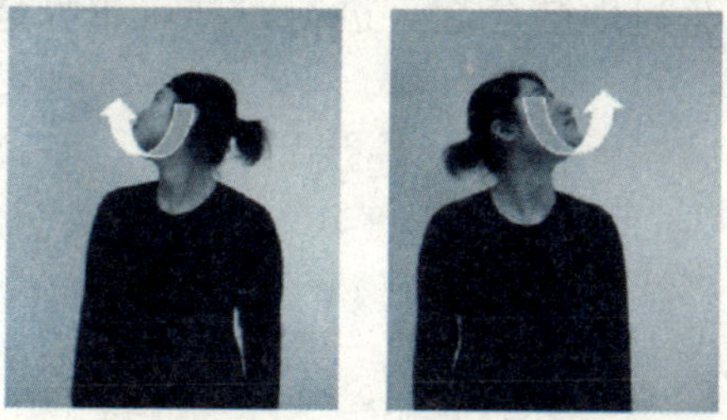

9. 前伸探海

站立，双手叉腰，两脚分开与肩同宽，头颈前伸并侧转，窥探前下方，犹如向海底窥探物体一样，左右交替，反复进行。在练习时动作要自然、连贯、和缓，头颈始终保持前屈位。

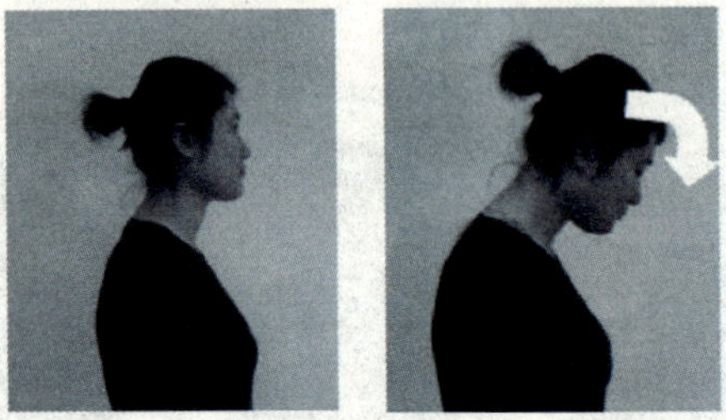

10. 金狮摇头

站立，双手叉腰，两脚分开与肩同宽，头颈先按顺时针方向环绕数周，再按逆时针方向环绕数周，或两种方向交替进行。摇头的速度不能快，动作不能大，以免发生跌倒。椎动脉型颈椎病及颈椎手术后的病人慎用此法，患有高血压、脑栓塞、贫血、内耳眩晕者禁用本方法锻炼。

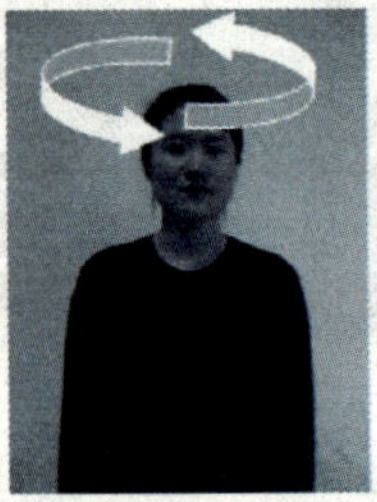

体操做完后，颈部以感到舒适为度，不可过度疲劳，以免加重颈部劳损。上述各项锻炼可有机地结合起来进行，亦可单独选择一两项进行。

二、颈部体操

我国古代有“流水不腐，户枢不蠹”的成语，《内经》有“导引按蹻”，华佗有“五禽戏”，均说明全身性锻炼，可以强身防病。对于颈椎病既可通过太极拳、广播操等作全身性的锻炼，也可通过颈项功能锻炼，增强局部肌力，滑利颈椎关节以缓解症状，使病变逐渐好转。游泳和放风筝是公认的很好的防治颈椎病的运动，值得提倡。

对于颈椎来说，良好的姿势应当是保持颈部平直，即收颏，头上顶稍后移。但是，由于人们在日常生活、工作中往往不注意良好姿势的保持，久而久之，不良姿势逐渐形成，从而成为颈椎病的诱发因素。

不过，一旦颈椎形成了不良姿势也不要着急，只要通过加强良好姿势的训练，良好姿势也是可以逐渐恢复的。颈椎姿势的训练，主要是进行椎间孔、后方关节面张开的前屈运动。通过对颈背肌肉的放松，获得柔软性，利用肌肉痉挛的缓解来达到目的。具体方法是：端坐，保持上体正直，将 1.5 公斤 ~3 公斤的沙袋置于头顶，尽可能保持头颈部直立和头顶重物的平衡，使颈部前凸增大。每日进行 1~2 次，持续时间可从 10~30 分钟，坚持 1 个月左右，即可达到恢复良好姿势的目的。

颈椎姿势训练不仅可以矫正不良姿势，而且可以应用于颈椎外伤康复期的锻炼。此外，通过这种训练，在很大程度上也可预防颈椎外伤后颈椎病的发生。

因此我们应该加强锻炼，增强体质，避免颈部肌肉韧带的劳损，只有避免肌肉韧带的劳损，才能保持骨关节的正常生物力线，避免颈椎病的发生或者发展。

1. 颈部哑铃操

哑铃是人们用来练习健美的常用器械，经常使用可以增加人体肌肉量，提高新陈代谢的水平。哑铃重量较轻，非常适合体能较差的肥胖者，但用哑铃锻炼时应以不感到过分疲劳为度。因此，哑铃运动与剧烈运动的减肥法原理有所不同。专家认为做哑铃操可以使人体的肌肉组织渐渐发达，即使在不运动的时候也能多消耗能量，成就一个不容易胖而且充满活力的身体。

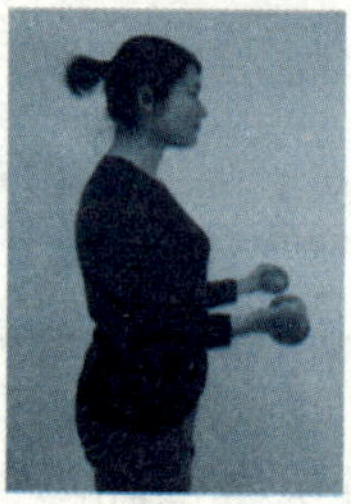

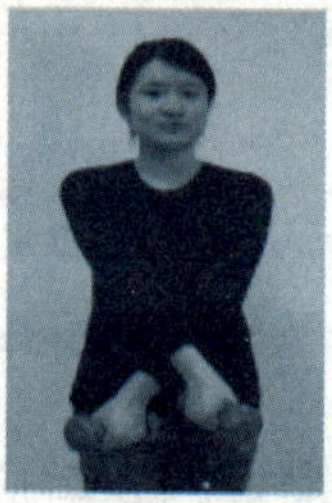

哑铃操基本动作：

(1) 持铃屈肘。站立，两脚开立与肩同宽，手持哑铃，置于大腿前，拳眼朝外。上体正直，两肩不动，两臂交替屈肘 20~60 次。练习过程中，腰部不得前后闪动，上臂微贴胸部两侧。

(2) 颈后弯举。站立，两脚开立与肩同宽，手持哑铃正上举，拳眼朝后。两臂交替向颈后屈肘 20~60 次。向颈后屈肘时，腹部不得向前挺出。

(3) 体侧绕环。站立，两脚开立略宽于肩，手持哑铃，置于胸外侧，手心微向上，且略屈肘。两臂同时或交替由内向外或由外向内绕环 20~60 次。练习时上体不得随之转动。

(4) 体前后屈。站立，两脚开立略宽于肩，手持哑铃，置于颈后，两肘微向前。连续做体前后屈 20~60 次。练习时两腿伸直，做体后屈时应挺胸并微展腹。

(5) 左右侧屈。站立，两脚开立与肩同宽，手持哑铃，置于大腿外侧，拳眼向前。连续交替做向左右侧屈体 40~70 次。向左侧屈体时，右臂上举并屈肘，左臂尽量往左小腿部位伸。练习时两腿伸直，腰部不得向前弯屈。

(6) 左右环绕。站立，两脚略宽于肩，手持哑铃，置于大腿外侧，拳眼相对。连续做由左向右环绕 10~15 次，再向反方向环绕 10~15 次。练习时两腿伸直，直臂，动作幅度逐渐加大。

(7) 仰卧扩胸。屈膝仰卧在凳子上，手持哑铃，置于胸前，拳眼朝后。连续做直臂（也可以微屈肘）扩胸动作 30~70 次。练习时以头的枕部、肩背和臀部作支点。

(8) 俯卧展体。俯卧，同伴压住小腿（单人练习时也可将小腿穿压在肋木格内），手持哑铃，置于颈后。连续做上体后展再前俯做动作 10~15次。练习时可先从徒手开始而后再负重，数量由少到多。上体后展时，应抬头挺胸，同时两肘略向外展，使胸部尽量伸展。

(9) 仰卧起坐。仰卧，同伴压住脚面（单人练习时可将脚面穿压在肋木格内），手持哑铃，置于锁骨部位。连续做仰卧起坐 15~30 次。每当上体坐起时应尽量向前俯身，后仰时肩背着垫。

(10) 仰卧举腿。仰卧，两腿并拢，哑铃置于踝关节部位。连续做仰卧举腿动作 20~60 次。也可脚夹重物进行练习。

2. 颈部保健操

适用于各型颈椎病患者。可于每天睡醒后在床上进行，对未稳定的颈椎在睡眠中发生的轻微错位可自行纠正。

(1) 干洗脸(仰卧)。①擦正面 10 次；②擦侧面 10 次；③擦耳后 10 次。

(2) 前颈功（仰卧头侧向对侧）。①擦前颈，左右各 10 次；②拿肩井穴，左右各 10 次。

(3) 后颈功（侧卧）。①擦后颈 10 次；②拿后颈（上下移动抓拿 10 ~ 20 次）；③点穴：风池、天柱、天鼎，各重复 3 次，用拇指在穴位上按摩、点压，至有轻度酸痛即可）。

(4) 侧卧抬头。①用中指（或另一手的拇指）点按颈部痛处，将头抬起离枕；②头放回枕，手指放松（如颈无痛处，亦可不按），左右各做 5 次。

(5) 仰头摇正（侧卧）。①左手托枕部，右手反掌托下颌，头向右侧转上仰位;②头放回枕，手指放松，左右各做5次。

(6) 按胸抬头（仰卧）。①平卧时全身放松，深吸气;②抬头时，按胸呼气。共呼吸10次。

(7) 仰卧挺胸（仰卧）。①两手重叠保护颈部，两肘平置枕（或床）上;②以臀部及枕部为支点，将颈、胸、腰部抬起，作挺胸动作（离床即可，不必过高），动作宜慢，做20～30次。注意挺胸时深吸气，平卧时呼气。

(8) 仰卧冲拳（仰卧）。左右交替、慢而有力，柔中有刚，冲击如推重物，肩要离床。左右各10～20次。

(9) 仰卧定腿。直腿抬起足跟在离床20cm处定位，至疲劳时放下。呼吸几次再做，共3次。

(10) 仰卧起坐。①由卧位用腹力坐起;②叉腰左右转动上体3次;③松肩，即两肩慢慢抬高，用力放松，重复3～5次。

三、健康生活

保持健康的生活方式是预防颈椎病的有效方法。在生活中我们要尽量保持良好的心情，注意保暖，选择合适的枕头，纠正不良的姿势，这样就能很好的预防颈椎病。

1. 精神愉快

从颈椎病的病因来看，颈椎病的发生贯穿于人们的日常生活和工作中。因此从生活中预防是防止颈椎病发生的重要环节。大多数患者均由于工作繁忙，精神压力较大，饮食休息不能保证，体力疲乏，精神疲惫，身体在双重的压力下，不能保证充分的休息，就会加重疾病。任何疾病均可以用“三分治、七分养”来概括其根本的治疗真谛。因此保持良好的精神状态可以预防疾病的发展。

2. 避免风寒、控制感染

注意保暖、防潮是保护颈椎的另外一个重要措施。咽喉部炎症不仅易引起上颈椎自发性脱位，而且也是诱发颈椎病的因素之一。颈部长期感受风寒湿邪，可以诱发局部的炎症发生及发展。该处的炎症可直接刺激临近的肌肉、韧带，或者通过丰富的淋巴系统使炎症在局部扩散，以致造成该处的肌张力降低，韧带松弛和椎节内外平衡失调，从而破坏了局部的完整性和稳定性，导致颈椎病的发生或加重。因此，及时防治如咽炎、扁桃体炎、淋巴腺炎及其他骨与软组织感染对防治颈椎病有重要的意义。

3. 正确睡姿、合适枕头

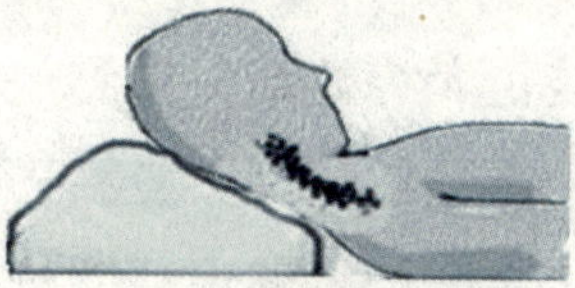

不正确的睡姿

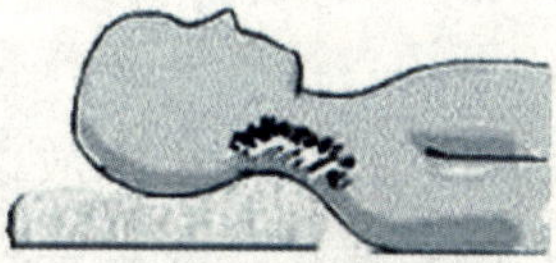

正确的睡姿

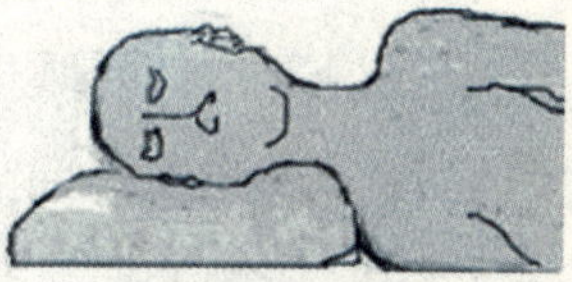

正确侧卧的睡姿

人生大约有三分之一的时间是在睡眠中度过的，在这漫长的岁月里，睡眠姿势合理与否，将会对人体造成巨大的影响。因为每个人从小形成的睡眠习惯不同，故有不同的睡眠姿势。俯卧位往往使头颈处于一侧极度扭转的体位，这样容易引起颈部肌肉、韧带、关节等的劳损和退行性改变而导致颈部疾病的发生，再说也有压迫心肺影响呼吸，加重心肺负担，故不适宜。什么样的睡姿合理呢？只要不影响或加重心脏负担，不引起形体特别是头颈部和脊柱的变形，能使全身的肌肉充分放松，有利于休息的睡眠姿势都是合理的。睡眠时，应保持头颈部在一条直线上，避免扭曲，颈部稍高于头部，可以起到良好放松作用。

良好的睡眠离不开枕头。枕头不合适，睡眠难安稳，起床以后头昏脑胀，浑身不舒坦。枕头是维持头部正常位置的主要工具，如果使用不当，包括高度、硬度、形状、大小等，不仅破坏颈椎的内外平衡，而且也直接影响椎管内容积的大小和局部组织的解剖状态。因此，必须给予高度的重视。长期用枕不当，还会引起或者加重颈肩疼痛麻木的疾病。

俗话说“高枕无忧”，但对颈椎病患者而言，“高枕”是十分有害的，因为正常的生理前凸是维持颈椎椎管内外平衡的基本条件。如果枕头过高，容易引起颈椎后方的肌肉群与韧带的劳损，此时椎管内硬膜囊后壁被拉紧，并且向前方移位，而对颈髓形成压力，如果椎体后缘有明显的骨刺，就很容易压迫脊髓，使颈椎病的症状加重。

既然高枕睡眠不符合生理要求，那么是不是可以低枕，甚至不枕枕头？其实，这种方法也是不可取的，如果枕头过低，也会使头颈部处于长期过度后仰状态，致使椎体前方的肌肉与前纵韧带可因张力过大出现疲劳，甚至慢性劳损。在这种情况下，若有髓核突出、脱出或骨刺形成等因素，则有可能出现症状。

一般说来，仰卧睡时，可用自己的拳头作标准，大约枕高一拳到一拳半时，合乎人的生理要求，可以使颈部肌肉放松，在颈部的枕头应高于头部的枕头。在侧卧时，枕头的高度应该达到肩部的高度，能够保证颈椎的生理状态，有利于睡眠的完全放松。

因此，颈椎病病人的枕头过高或过低对颈椎病都是不利的，即使是健康人，也应该注意保持颈椎前凸的生理体位，以防引起或加重颈椎的退变。

4. 纠正不良姿势

避免长期的低头劳作。长期低头的工作强度往往不大，但长期低头造成颈后部肌肉、韧带组织慢性劳损，屈颈状态下椎间盘的内压大大高于正常体位，因此要定期改变头颈部体位，当头颈向某一方向转动过久后，应向另一反方向运动，并在短时间内重复数次。这样既有利于颈部保健，也利于消除疲劳。定期远视，待眼部疲劳消除后再工作，对眼睛和颈椎均有必要。调整工作台的高度和倾斜度。长期伏案工作者应保持良好的姿势，并开展工间操活动，使处于疲劳状态的颈椎定时获得内外平衡。

从重量力学的角度来看，日常生活和工作中的每一个动作都有是否符合生物力学要求的问题。颈椎病病人除在工作中需要保健外，在日常生活中也要十分注意保健，一个动作或一种姿势保持的时间不宜过长。如洗衣服、看电视等，应经常改变体位，做颈部的俯仰及侧屈活动。看电视时，应半卧后，将头及上半身垫起，以有牢靠的舒适感为宜。女性患者做手工编织、刺绣等工作不要过度，应适当为宜；再比如，从刷牙饮水、接电话、站立、坐姿等动作来看，刷牙时身体若过度弯曲，头颈部则势必过度仰伸；饮水时仰头痛饮，头颈部过度仰伸不免也有些吃力；坐位时，应该端坐，必要时可在足部垫一物体以保持双膝、双髋的屈曲，切忌前趴后仰；肩部也应自然下垂，下颌保持微收状态，走路时尽量减少双上肢的负重，如背背包、提重物等；走路姿态要端正，应抬头挺胸，女性患者应穿平跟鞋，冬季要带上厚围巾，注意颈部保暖，像以上这些问题也许人们很少注意，但久而久之，则有可能形成促使颈椎病发展的不良习惯。因此，在日常生活和工作中保持一种良好的动作姿态也是很有意义的。

纠正与改变工作中的不良体位，对于预防颈椎病是十分重要的，尤其是对于长期从事会计、写作、编辑、打字、排版等职业的人。由于长期工作的体位和姿势的关系，长期低头使颈椎处于长时间的屈曲位，这样不仅使得颈椎间盘内所承受的压力比正常位要高，也容易对颈后部的韧带和肌肉造成牵拉劳损，久而久之，加重颈椎的损伤。因此，对于办公室工作人员，为预防颈椎病就应该及时采取以下措施：

（1）首先在坐姿上要尽可能保持自然的端坐位。头部保持略微前倾，调节桌椅的高度比例，以免头颈部过度后仰或避免前倾前屈，使头、颈、肩、胸保持正常生理曲线为准，对于描图绘图等职业的工作人员可以通过调整工作台的倾斜度来达到目的。

（2）定时望远。当长时间近距离看物，尤其是处于低头状态者，即影响颈椎，又易引起视觉疲劳。为此，每当伏案过后，应抬头远视半分钟左右，待眼睛疲劳消退后再继续工作。

(3) 任何工作都不应该长时间固定于某一姿势。坐位亦然，应该至少两小时起身活动5分钟左右，每人可以根据自己实际情况采用相应的活动方法，包括工间操、散步等。此法不仅对颈椎，而且对全身关节都有利。

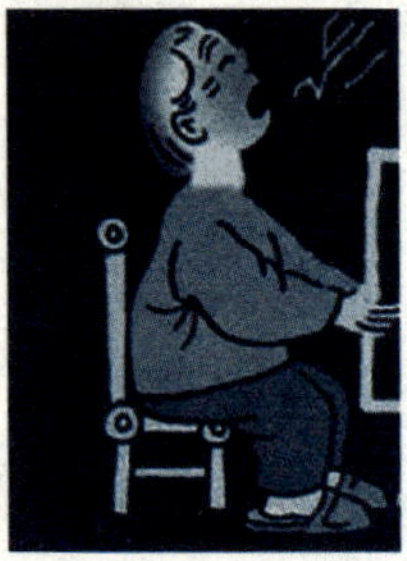

不正确的姿势

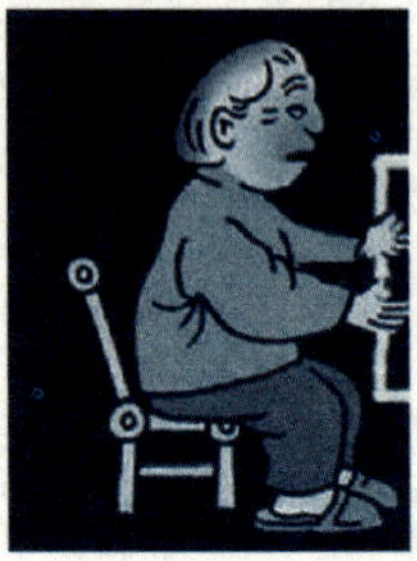

正确的姿势

四、颈椎自我保健

外伤是诱发颈椎病的重要原因。在人们体育锻炼、日常工作、交通活动中易遭致颈部外伤，良好的姿势及保护是避免其发生的重要措施，如坐车时尽量避免打瞌睡，睡觉时颈椎处于休息或弯曲位置，肌肉韧带松弛，紧急刹车可以瞬间造成颈椎的损伤。专业医生建议你坐车时应抓好扶手，避免颈部的损伤。早期颈部伤患者若有椎旁肌压痛、或四肢麻木、疼痛等症状者应及时进行检查及救治，避免延误病情或发生严重后果。

颈椎锻炼方法有多种，掌握不适度，不但不能起到巩固疗效的目的，还会导致病情复发，所以在运动时一定要注意以下要点：

1. 缓慢

运动时动作尽量可能慢，防止头晕、头痛。

2. 放松

运动时，颈部肌肉一定要放松，尽量不用力，使肌肉各关节得到舒展，促进气血流通，加快康复。

3. 坚持

锻炼要持之以恒，每天3次，每次应量力而行，练习后自我保健按摩，如捏一捏，点按风池、大椎、肩井穴，必会有满意效果。

4. 渐进

逐渐加大锻炼或运动的幅度及力量，在有症状时可以少做锻炼，症状减轻或消失后可以加大幅度及频率，这样调节可以达到良好的治疗效果，并不会加重病情。

许多颈椎病患者由于工作繁忙或其他原因，无法到医院接受正规治疗。为了缓解这一矛盾，这里介绍一些简单易行的自我按摩方法。可在症状加重时随时加以应用，但最好在早晨醒后进行。因为此时经过一夜的休息，颈背部的肌肉处于相对放松状态，有利于增强按摩的效果。

首先进行脸部按摩。用两手手掌分别搓脸的正面、侧面及耳后各10次，然后五指分开如梳头状自前向后10次；其次分别用左、右手揉擦对侧前颈各10次，揉拿对侧肩井穴各10次；颈部疼痛者可用双侧掌根拿揉颈部，随后擦后颈部10次，并上下移动、抓拿后颈部，依次用拇指点揉左右风池穴及翳风、颈百劳等，用拇指对颈背部痛点按揉；最后手托枕部，一手反掌托下颌，进行轻柔的头部上仰位旋转运动数次。此外，头晕症状者，可将两手五指分开，用指尖轻叩头部；手臂麻木者，可沿上臂、前臂顺序揉搓，并配以曲池、合谷穴点按，以加强疗效。

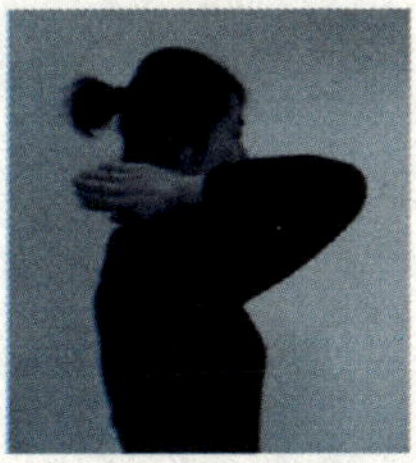

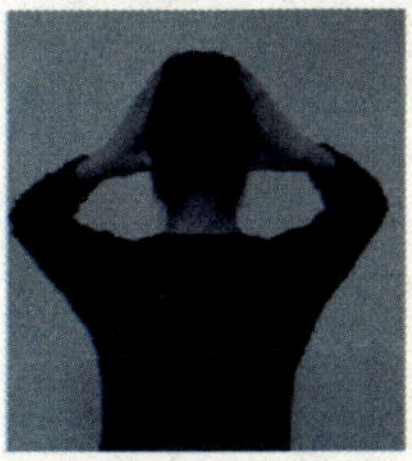

自我按摩可每日进行 3 次，每次 5~15 分钟，贵在坚持，长期进行有较好疗效。

足底按摩也是很好的预防颈椎病的方法，对颈椎病的治疗有一定的辅助作用。有条件的患者可以去正规的足底按摩场所接受足底按摩。不过，家人间也可以互相操作，具体方法是先把脚洗干净，最好把脚用热水泡 15 分钟左右，注意水温不要太高，以初次脚触水时能够耐受，不觉得太烫为度。泡完脚后，把脚擦干，把后做按摩的脚暂保暖起来，比方说拿衣物盖上，或穿上干净的袜子都可以。给脚主要是足底和脚缝擦上按摩膏或橄榄油之类的东西，而后按足底的一些器官反射区（最好事先熟悉一下相关足底器官反射区图和相关足底按摩知识再操作，如果对此没有准备也没关系），记住重点按颈椎在足部的反射区就行。颈椎在足部的反射区：双足拇趾趾腹根部横纹处，双足外侧第五趾骨中部（足外侧最突出点中部）。颈部肌肉反射区：双足底脚趾后方的 2cm 宽区域。按摩方法：用拇指指尖或指腹，也可用第二指或第三指的关节，以数毫米幅度移动。力度最初较轻，渐渐增强，以稍有痛感为宜，做完一只脚，再做另一只，方法一致。每次 10~30 分钟左右。每星期或每两个星期做一次，对颈椎病能起到很好的预防作用。对颈椎病患者每天早晚各按摩一次，坚持一段时间以后，对一般患者也有一定的疗效。

第五章

颈椎病的非手术疗法

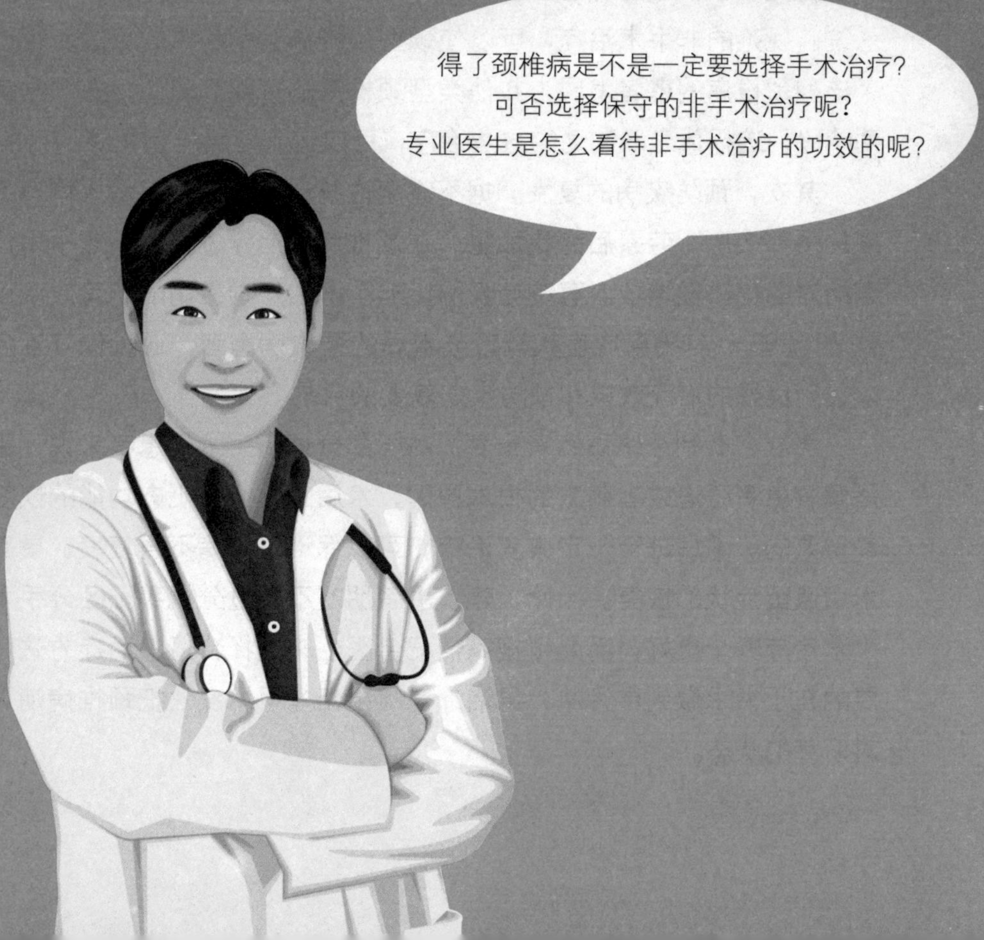

得了颈椎病的患者是不是一定要选择手术治疗来摆脱颈椎病的折磨呢？这要视情况而定。一般的治疗原则是先进行非手术治疗，对症状严重经严格非手术治疗无效的才用手术治疗。我们不妨先来了解一下非手术疗法。非手术疗法之所以备受推崇，主要不是因为患者的保守思想在作怪——怕动刀子，而是在客观上，非手术治疗作用明显，当然，对操作方来说还有简便易行和风险较小的优势。它也因此成为目前治疗颈椎病的首选。

非手术治疗作用有哪些呢？具体如下：

首先，可以延缓或阻止颈椎病的发生发展。在一定条件下，通过良好、系统、规范的非手术治疗，可以使颈型颈椎病达到痊愈的目的，也就阻止了该型颈椎病的患者发展为其他类型颈椎病的可能。因此，在颈椎病的早期阶段，选择休息及制动的方法治疗，可以达到延缓疾病发展的目的。

其次，预防疾病的复发。据不完全性统计，大多数正常人均有不同程度的颈部疾患，劳累后症状加重。在颈椎病的治疗过程中，非手术疗法占有绝对的优势及地位。有统计表明，非手术治疗颈椎病的总有效率可以达到 70%~96.5%。早期或症状较轻或术后的颈椎病患者，通过保守治疗，可以起到良好的治疗效果和预防疾病复发的目的。

再次，有利于术后患者康复。对于部分进行手术的患者来说，手术只是解决患者压迫或者刺激的根本原因，术后的神经及肌肉功能的恢复才是最重要的。术后进行一定康复治疗，可以保证颈椎病不再复发，更有利于术后遗留症状的恢复。因此，建议患者朋友不要过分执着于区分手术和非手术治疗哪个更好，而要根据病情配合医生来选择合适的治疗方法，更重要的在于力求做到早诊断、早治疗，尽早用非手术疗法把颈椎病消灭在相对萌芽的状态。

非手术疗法有许多种，主要包括中药内治法、中药外治法、手法治疗、针灸疗法、拔罐疗法、牵引疗法、中药薰洗热敷疗法、揉药疗法、中药离子导入疗法、小针刀疗法、封闭治疗、物理治疗、西药治疗和其他疗法。在认识这些疗法之前，患者朋友更关心的恐怕是自己到底适不适合非手术治疗，即所谓的非手术治疗的适应症问题。这个问题带有很强的医学专业色彩，大多数患者不得不依赖医生去做判断，在此粗略地谈一下，便于读者心里大致有个数。理论上讲，几乎所有的颈椎病患者均能进行非手术治疗，但是，也有绝对禁忌症，比方说大小便异常，生活不能自理，对症状有特别要求者，有明确病理征者（如霍氏征阳性，踝阵挛阳性，髌阵挛阳性等），则应及早选择手术治疗，以免耽误了病情。

非手术治疗适应症：颈型颈椎病；颈椎间盘突出症；椎动脉型颈椎病；神经根型颈椎病；部分脊髓型颈椎病；老年体弱者；伴有精神疾病者；术后遗留部分症状。

接下来，我们一一介绍非手术疗法，看看对患者朋友有无帮助。

一、中药内治法

颈椎病属中国传统医学“骨痹”“项强”“痹证”范畴，多因肝肾亏虚、筋骨失养而骨赘内生；或劳倦过度耗伤精血，营卫气血失调，复感风寒湿邪侵袭经络肌表，颈项部经脉气血阻滞；或因跌仆损伤，动作失度，损伤颈部脉络，使气血运行不畅，气滞血瘀所致。根据发病的情况，中医把颈椎病分为风寒湿证、气滞血瘀证、脾肾虚寒证、肝阳上亢证、痰浊中阻证、气血两虚证、肝肾亏虚证等类型。不同的证型，选择不同的方药治疗。

1. 风寒湿证

表现为颈肩臂疼痛，麻木，颈部活动不利、僵硬，恶风寒，无汗，全身发紧、口不渴。舌质淡红、苔薄白、脉弦紧。治宜祛风散寒除湿，通络蠲痹止痛。方用蠲痹汤加减（蠲痹汤方用：羌活6g，姜黄6g，当归12g，赤芍9g，黄芪12g，防风6g，炙甘草3g，生姜片3片）。如寒湿偏盛可加熟附子10g、若上肢麻痛较重可加蜈蚣2条、全虫3g，以通经络。

2. 气滞血瘀证

表现为头颈、肩背、上肢麻木，疼痛，多为刺痛，痛有定处，夜间加重。或有手部大、小鱼际肌萎缩。可兼有面色不华、倦怠少气。舌质紫暗，或有瘀点瘀斑，脉弦涩或细涩。治宜活血行气，通络止痛，方用身痛逐瘀汤加减（身痛逐瘀汤方用：秦艽9g，川芎9g，桃仁6g，红花9g，甘草3g，羌活9g，没药9g，当归15g，五灵脂9g，香附9g，牛膝9g，地龙9g）。如兼有面色不华、倦怠乏力症状者可加党参10g、黄芪15g、白术15g、茯苓15g。如病久不愈，肢麻较重者加全虫5g，蜈蚣3条，以加强通络之功。

3. 脾肾虚寒证

表现为颈部冷痛、肩臂麻木、窜痛、颈部僵硬发板。四肢不温、畏寒喜暖、疲乏无力。舌淡胖、苔薄白、脉弦细弱。治宜温阳益气，舒筋活络，行气止痛，方用黄芪桂枝五物汤加减（黄芪桂枝五物汤方用：黄芪15g，桂枝9g，白芍6g，生姜9g，大枣5个）。若兼有气虚头晕者可加天麻15g，若肾阳不足明显者可加狗脊15g、鹿角胶10g。若麻痛甚者可加制草乌10g、全虫5g以加强通络止痛的功效。

4. 肝阳上亢证

表现为眩晕，耳鸣，头痛，听力下降，失眠多梦，面红，目赤，性情急躁易怒，腰膝酸软，肢麻震颤。舌红少津，脉弦细。治宜平肝潜阳，活血通络，方用天麻钩藤饮加减（天麻钩藤饮方用：天麻9g，钩藤12g，生决明18g，山栀9g，杜仲9g，牛膝12g，桑寄生9g，黄芩9g，益母草

9g，茯神 9g，夜交藤 9g）。若肝火旺，口苦，咽干者可加川楝子 15g、麦冬 12g、菊花 12g。若肾阴虚明显可加黄柏 12g、知母 20g、玄参 15g，若眩晕、耳鸣较重可加牡蛎 15g、代赭石 12g。

5. 痰浊中阻证

表现为头重头晕、恶心、泛泛欲呕，肢倦乏力，胸脘痞闷，纳呆。甚则昏厥猝倒。舌淡、苔白厚腻、脉濡滑。治宜燥湿化痰，通络止痛，方用二陈汤加减（二陈汤方用：半夏 15g，陈皮 15g，茯苓 9g，甘草 45g，生姜 7 片，乌梅 1 个）。若恶心重者可加代赭石 15g，降逆止呕，郁久化热者出现痰热明显者加郁金 15g、黄芩 12g，若失眠多梦者可加莲子肉 15g、夜交藤 15g。

6. 气血两虚证

表现为头晕、目眩、面色苍白，身疲乏力，四肢倦怠，心悸气短，舌质淡、苔薄白、脉细无力。治宜益气养血，通络止痛，方用归脾汤加减（归脾汤方用：白术 10g，当归 3g，党参 10g，酸枣仁 10g，黄芪 10g，木香 12g，远志 15g，炙甘草 6g，龙眼肉 10g，茯苓 10g）。若兼有寒象者可加熟附子 5g、肉桂 10g，心悸明显者可加五味子 10g、麦冬 15g，兼有气虚血瘀者可加桃仁 15g、红花 15g、葛根 15g、丹参 15g。

7. 肝肾亏虚证

表现为颈肩臂疼痛，麻木，可向臂、手部出现放射痛。颈部活动不利症状，可因劳累或寒冷后而加重，可同时兼有腰酸膝软、头晕眼花、耳鸣、耳聋，倦怠乏力的症状。舌质暗红，脉沉细弱。治宜补肝益肾，宣痹止痛，方用芍药甘草汤加减（芍药甘草汤方用：芍药 30g，甘草 6g，杜仲 9g，牛膝 12g，巴戟天 6g，仙灵脾 12g，党参 15g，茯苓 12g，白术 12g，桂枝 3g 等）。若兼有寒湿症状可加熟附子 5g、肉桂 10g。气虚明显者可加黄芪 15g、党参 15g。

颈复康颗粒是目前市场上治疗颈椎病疗效和口碑俱佳的中成药，尤其对神经根型颈椎病和椎动脉型颈椎病疗效更明显。其主要成分为羌活、川芎、葛根、秦艽、威灵仙、苍术、丹参、党参、白芍、地龙（酒炙）、红花、乳香（制）、黄芪、地黄、石决明、花蕊石（煅）、黄柏、王不留行（炒）、桃仁（去皮）、没药（制）和土鳖虫（酒炙）。方中主以羌活、威灵仙、秦艽散风祛湿，驱邪外解。羌活主入足太阳经，可上行头顶，浅出颈部，挟脊而行，为治疗颈肩及上肢风湿之要药。威灵仙祛风通络，功效甚捷，兼治麻木不仁。秦艽祛风湿，长于舒利关节。重用葛根一药，在于缓解颈项强紧，以助散风祛湿，通络止痛之效。中医认为：治风先治血，血行风自灭。故多用红花、桃仁、乳香、没药、川芎、丹参、土鳖虫、地龙、王不留行、花蕊石，皆为活血化瘀之品，意在通经开痹，畅行气血。其中土鳖虫并非一般活血之药，具善行走窜之性，可通经透络，直达病所，对于风寒湿痹引起的肢体拘挛或强直，疼痛不可屈身者，有通痹解结之捷效。配苍术、黄柏取其清热燥湿之功效。

痹证日久，必伤及气血阴液，故佐黄芪、党参健脾益气，白芍、地黄柔肝养阴，意在驱邪中兼顾扶正。阴虚则肝阳上亢，可上扰头脑，故本病常见头晕目眩，所以配伍生石决明，镇肝潜阳，治疗眩晕。

本方药味虽繁，但有主有从，诸药合用，具有攻补兼施之特点，对于颈椎病，确有活血通络止痹痛之功效。难怪颈复康颗粒自上市 20 多年来，一直是国内治疗颈椎病的首选药品。

二、中药外治法

中药外治的方法很多，主要有外贴膏药、涂搽酊剂、药膏等及热敷患处。

贴法具有活血化瘀，通络止痛，祛风散寒之功效，换成现代医学的说法是可改善局部肌肉痉挛，促进血液循环，缓解局部症状。对颈肩部进行贴敷治疗对各型颈椎病均可起到较好的辅助治疗作用。可选的贴剂较多有狗皮膏、筋伤保健膏、舒筋活血止痛膏等。消瘀止痛药膏的活血祛瘀、消肿止痛的作用较好，颈椎病疼痛较为严重者可用。其方子为木瓜 60g，栀子 30g，大黄 150g，蒲公英 60g，地鳖虫 30g，乳香 30g，没药 30g，共为细末，饴糖或凡士林调敷。

擦剂可缓解肌肉痉挛，活血止痛，适于作为其他疗法的辅助治疗。可用伤筋药水、活血酒等酊剂，每日擦揉颈部患处，如展筋酊，人参、珍珠、琥珀、当归、乳香、没药、血竭、麝香、牛黄各等分，上药如法炮制，共研极细粉，制成酊剂，用时涂擦患处。起到活血止痛的作用。适用于筋伤疼痛，或伤后关节活动不利。

热熨法具有温经通络、舒筋活络、活血止痛、舒筋散结及驱寒止痛的功效。方法是将药物放入水内煮沸，趁热外敷于患处，每次使用时间在一个小时以上，凉后可加热后继续使用。外用药物有透骨草、伸筋草、威灵仙、生山楂、川乌、草乌、川椒、细辛、海桐皮、红花、木鳖子、羌活、艾叶、防风，粉碎为粗粉，搅匀，装布袋封口，或水煮或笼蒸，热后外敷于患处，不能烫伤皮肤，每次使用一小时，凉后加热继续使用。

部分中医特殊治疗方法如中药离子透入治疗、中药薰洗治疗等，后面将专门介绍。

三、手法治疗

推拿又称“按摩”，现今提供按摩服务的场所越来越多，人们对按摩这个词不是太有好感，对从事按摩服务的工作人员容易产生不好的联想，这也使得许多人不相信按摩对颈椎病会起作用。按摩能治疗颈椎病吗？答案是肯定的。

不过，我们这里说的按摩绝不是像某些人去理发店那样，被人捏捏脖子，松松肌肉那么简单，我们即将介绍的是以中医的脏腑、经络学说为理论基础，并结合西医的解剖和病理诊断，用手法作用于人体体表的特定部位以调节机体生理、病理状况，达到理疗目的的方法。从性质上说，它是一种物理治疗方法。手法是治疗颈椎病的主要方法之一，手法可以通过外力直接作用于损伤部位，通过手的力量和技巧，调整颈椎内外平衡状态，恢复颈椎正常生理曲度，扩大椎间隙，消除神经根炎性水肿，缓解肌肉痉挛，改善局部血液循环状态。临床上多采用理筋整复，理气活血的手法来调节机体生理、病理变化而达到治疗目的。归纳起来，手法治疗的作用有以下几种：

1. 舒经通络

通过手法的治疗，可以刺激穴位所在经脉，致使经气贯穿通行，达到疏通经络的作用，督脉、太阳经、少阳经、阳明经走行于颈椎的后方，在手法推拿、点按局部穴位时，可以刺激经气的运行，致使连接头部和胸部的颈椎经脉贯通。

2. 行气活血

全身的机能要靠气血的通畅运行。气血不能运行，可以造成局部僵硬不适，代谢废物不能及时排泄，堆积于颈部，出现疼痛、酸胀不适。推拿手法的作用可以促使颈部肌肉内的气血运行通畅，气行则瘀血得散，血活则筋骨得养，颈部局部肿胀疼痛可以得到消退，起到行气活血的作用。

3. 纠正错缝

颈椎错位、侧弯已经是大家熟识的问题了，在生活中，我们经常可以看到落枕的情况发生，这就是颈椎关节突关节发生错位的典型。颈椎的小关节紊乱较为常见，多发生在关节突关节、钩椎关节，甚至发生在椎体与椎体之间，常见的原因在于睡眠姿势不恰当、挥鞭样损伤、暴力的直接或间接作用，长期的疲劳劳损，长期肌肉力量不平衡等。应用手法技巧可以对颈椎的错位进行纠正，减轻错缝对脊髓神经、神经根、血管、肌肉韧带的卡压和刺激，最终达到治疗颈椎病的目的。

4. 松解粘连

长期的颈椎损伤后，进一步肌肉出血、机化明显，加之感受外邪，风寒湿邪的侵袭，更容易造成颈部气血凝滞，继之颈部肌肉韧带柔韧性发生改变，僵硬、挛急，甚至出现断裂，久而久之发生粘连。恰当的手法可以缓解局部肌肉韧带的拘挛，剥离局部软组织的粘连，有利于颈部肌肉韧带的康复，加强颈部功能，消除颈部疼痛。

按摩治病是许多人感兴趣的话题，在此，给大家具体介绍一下最基本的按摩手法，大致有如下两种：一种是主动按摩，又叫自我按摩，是自己按摩自己的一种保健方法。另一种是被动按摩，是由医生掌握用于患者的疗法，也就是我们即将介绍的按摩疗法。常用颈椎病按摩手法有以下16种：按法、摩法、推法、拿法、揉法、擦法、抹法、点法、振法、弹拨法、扫散法、搓法、摇法、抖法、拔伸法、扳法等。

1. 按法

用手指或手掌或肘尖着力在体表一定穴位或部位上，逐渐用力，按而留之。按法又可分为以下几种：

(1) 指按法。拇指伸直，用指面着力按压，其余四指起支撑协同作用，逐渐用力按压，如单手指力不足，可用双手拇指重迭用力下压。指按法接触面小，刺激的力量可轻可重，多用于穴位的按摩，按压的力量以有酸胀的感觉为宜。

(2) 掌按法。用掌根或全掌按压于体表一定部位，单手掌力不够时，可双手迭按。掌按法接触面较大，刺激缓和。

(3) 肘按法。屈曲肘关节，用肘尖部进行按压，刺激较大，多用于软组织丰富的深在部位或穴位。

按法操作时用力方向要垂直，用力要由轻渐重，稳而持续，按时着力部位要紧贴体表，不可移动。

2. 摩法

用手掌面或手指面附着在体表一定部位，以腕关节连同前臂作环形而有节奏的抚摩动作，不带动皮下组织。摩法是按摩手法中最轻柔的一种方法。

摩法操作时用力均匀，轻缓，不可按压，腕关节放松，以前臂发力带动腕部，在体表做圆周状的旋转移动。常用于治疗的开始和治疗将要结束的时候。

3. 推法

用指、掌、肘着力于人体的治疗部位作单方向的直线移动的手法。可分为拇指推法、掌推法、肘推法。

(1) 拇指推法。用拇指罗纹面着力，其余四指分开助力，拇指做内收运动，使指面在治疗部位上作直线推动。如双手拇指罗纹面自中间向两旁分向推动称为分推法。

(2) 掌推法。用手掌面着力，重点在掌根部位，运用前臂力量向一定方向推进。如需增大压力时，可用另一手掌重叠于掌背推动。

(3) 肘推法。屈肘关节，以肘尖突起处着力于一定部位，向一定方向推动。

推法操作时要紧贴体表，压力均匀适中，速度宜缓，用力平稳，应顺着肌肉的纵行线直线单方向移动，不可歪斜，不可来回推动，有时为保护皮肤，可在体表涂少许介质。

4、拿法

拇指与其余四指罗纹面相对用力，内收提起，并作轻重交替而连续的一紧一松的揉捏动作的方法。可分为三指拿法和五指拿法。

拿法操作时着力面为罗纹面，不可用指端或指甲，以免内抠破皮。同时腕关节要放松，动作连贯而有节奏，用力由轻到重，再由重到轻，不可使用暴力。

5. 揉法

用手掌的大鱼际、掌根部分或手指罗纹面着力，腕关节放松，作轻柔缓和的环旋运动，同时带动该处的皮下组织共同运动的一种方法。分别称为指揉法（根据手指的不同又分为拇指揉法、中指揉法、双指揉法、三指揉法）、掌根揉法、鱼际揉法。

揉法操作时着力部位要吸定，手不能滑来滑去在体表摩擦，腕关节放松，动作灵活而柔和。

6. 擦法

用手掌或大小鱼际紧贴皮肤，腕关节伸直，稍用力下压以肩关节为支点，上臂主动摆动，带动前臂和手掌在体表作上下或左右方向直线往返摩擦运动，使治疗部位产生一定的热量，局部有温热感。分别有掌擦法、大鱼际擦法、侧擦法。

操作时着力部位要紧贴皮肤，直线往返，不可歪斜。往返距离要拉长，动作连贯，压力适中，使热量深透产生效果。同时操作时呼吸自然，不能屏气。一般均需擦抹一些介质来提高手法效应。

7. 抹法

用拇指罗纹面或大鱼际紧贴体表，略用力，根据不同部位作上下、左右弧形、曲线往返移动或单方向移动的手法。可单手操作，也可双手操作，多用于头面部。

抹法轻柔舒适，动作缓和，不追求局部热感。来回抹动的距离要长，做到轻而不浮，重而不滞。拇指抹时，其余四指轻轻扶住助力。

8. 点法

点法是由按法演化而来，接触面小，压力强的按法就称为点法。用指端或屈指骨突部位着力，按而压之，戳而点之。该方法着力点小，用力集中而深透，可起到类似针刺的效果，故又称为“指针法”。

点法多用于点穴，因此取穴要准，要有强烈的酸麻重胀的得气感，每一穴可持续按压 1-3 分钟。操作时用力的方向要垂直向下，逐渐加力。

9. 振法

用手指或手掌着力在体表，前臂和手部的肌肉强力地静止性用力，产生振颤动作，并在局部有温热感。振法有掌振法和指振法两种。用手掌着力称掌振法，用手指着力称指振法。操作时力量要集中于指端或手掌上，振动的频率较高，着力稍重。

振法一般常用单手操作，也可双手同时操作，适用于全身各部位和穴位。

10. 弹拨法

用拇指指端或罗纹面按于治疗部位，适当用力下压，待有酸胀感时，再作与肌纤维（或肌腱、韧带、经络方向）垂直方向的来回拨动。

操作时向下的压力不宜过重，以病人能忍受为度，拨动时指下应有弹动感，而不能在皮肤表面有摩擦移动，另外，拨动的方向、角度、幅度也应根据局部肌肉的走行方向决定。

11. 扫散法

以一手扶头，另一手拇指与四指分开，拇指偏峰置于额角发际，其余四指微屈曲并拢，指端置于耳后高骨，食指与耳上平齐，稍用力做轻快地向耳后单方向的推动。专用于头部颞侧及枕部的特殊手法。

操作时拇指偏峰及四指指端应紧贴皮肤，腕宜挺住，以肘关节的屈伸带动手掌做扫散动作。动作要平稳，轻柔缓和，持续连贯，避免头部晃动，手法用力不宜过重。发长者，指插入发间贴于头皮操作。具有明目醒脑，法风散寒，平肝熄风的功效。

12. 搓法

用双手的掌面挟住一定部分，相对用力作快速地搓、转或搓摩，并同时作上下往返移动。适用于四肢关节部。具有调和气血，舒松脉络，放松肌肉的作用。

搓法双手用力要对称，搓动要快，移动要慢。

13. 摇法

用一手握住或扶住关节近端的肢体，另一手握住关节远端的肢体，做缓和的环形摇动或摆动。具有和气血、通经络、利关节的功效。一般关节酸痛、扭伤及功能障碍都可采用。

操作时动作要缓和，用力要平稳，摇动的方向及幅度，须在生理功能许可范围内进行，由小到大、由轻到重、由慢渐快，使被摇动的关节尽量放松。

14. 抖法

用双手或单手握住患肢远端，微用力作小幅度的上下连续颤动，使关节有松动感。本法适用于四肢部，以上肢部为常用。

上肢抖法：病人坐位，上肢放松。医者站其前外侧，上身略微前倾，用双手握住病人的手腕部（手不能握得太紧），慢慢将其向前外侧方向抬起，停止在70° ~ 80° 这一角度，然后稍用力作连续的小幅度上下颤动，使肘、肩关节有舒松感。操作时抖动的幅度要小，频率要快。

15. 拔伸法

又称牵引法。操作时用力应稳而持续，要根据不同的部位和治疗的需要，掌握好拔伸的力量和方向，切不可突然大力猛烈牵拉，以免引起不良后果。颈部拔伸法，有两种操作方法：

（1）坐位颈部拔伸法。患者正坐，医者站在其后，以双手拇指顶住枕骨后方或风池穴上，用两前臂分别压在患者两肩。双手拇指的向上顶推力及双前臂的下压两肩的力，使颈椎处于持续的慢慢向上拔伸的力量中。具有舒筋通络，解痉止疼，滑利关节的作用，可用于治疗落枕、颈部扭挫伤、颈椎病等。

(2) 仰卧位颈部拔伸法。患者仰卧，双肩紧靠床边，使头颈部悬于床外，助手站于患者一侧，双手置于患者双肩部，医者坐于患者头侧，一手置于患者下颏部，一手置于患者枕后，与助手同时向相反方向用力，慢慢拔伸患者颈椎。具有解痉止疼，滑利关节的作用。多用于治疗颈椎病及寰枢椎半脱位。

16. 扳法

扳法是用双手或借助身体其他部位（如膝部）或在助手的辅助下用力向相反方向或同一方向扳动肢体的一种被动运动方法。由于操作时活动幅度大，治疗力直接作用于关节部位，因此要做到稳、准、巧，切忌强拉硬扳，以免造成不良后果。颈部扳法有三种：

(1) 颈部旋转扳法。患者取坐位，医者站于患者后侧方，令患者头稍向前屈，医者一手置于患者头侧后部，一手置于患者对侧下颏部，将患者头旋转至一侧最大角度后，双手同时用力扳动。

(2) 颈部旋转定位扳法。患者取坐位，头略向前屈，将健侧之手置于头部，医者站于患者侧后方，用一手拇指抵住偏歪的棘突（向右偏歪用左手，向左偏歪用右手），一手扶住对侧的下颏部，将头旋转至最大限度（棘突右偏头右旋，左偏头左旋），双手同时用力推扳。

(3) 仰卧旋转扳法。该法的操作是在仰卧拔伸法的基础上进行的，在保持拔伸牵引力的同时，医者双手同时用力将患者的头部旋转到最大限度进行扳动。

颈部扳法有滑利关节，纠正解剖异常的作用。可用于治疗颈椎间盘突出症，颈椎关节错位等疾患。

临床实践证明，颈椎病手法治疗，只要方法正确，操作恰当，严格选择适应症和禁忌症，可有效地改善症状，使患者的病症得到缓解和消失，就具体的治疗颈椎病的疗效而言，它对颈型、神经根型和椎动脉型颈椎病治疗效果较佳。

1. 颈椎病手法治疗的适应症

颈椎病伴有颈椎管狭窄症；颈椎病伴有软组织疾患，如颈椎周围软组织劳伤、肌筋膜炎、颈椎棘上韧带及棘间韧带损伤等；颈椎病伴有骨关节疾患，如落枕、颈肋、关节突间关节错位、假性颈椎滑脱、颈椎寰枢关节半脱位等；颈腰综合征等。

2. 颈椎病手法治疗的禁忌症

颈椎病伴有脊柱软组织及骨肿瘤；颈椎病伴有感染性、化脓性、结核性颈椎病；颈椎病伴有开放性软组织及骨关节损伤；颈椎病中软组织损伤后，肌腱、韧带大部或已完全断裂者；颈椎病伴有危重的心、肝、肾、肺等脏器疾患者；患有颈椎病的孕妇；颈椎病伴有血友病、精神病、急性传染病等。

不过，虽然此疗法简便易行、疗效显著还安全可靠，但是由于颈椎解剖位置及结构特殊，不恰当手法可以造成颈部骨关节韧带粘连的加剧，还会出现骨关节的错缝，因手法不当而引起严重并发症者，国内外也屡有报道。主要并发症有高位脊髓损伤、椎动脉血栓形成、寰枢椎脱位、上下关节突骨折及颈椎间盘突出等。为了保证颈椎病手法治疗安全，防止严重并发症发生，建议患者要尽量选择正规、专业的医疗机构就诊。治疗各型颈椎病的手法总结成以下几点：

1. 手法

(1) 放松肌肉。病人取坐位，以小鱼际为着力点，施滚法于颈项及上背部，滚动的方向一般由外周滚向颈椎，左右交替，操作5分钟。

(2) 四指推颈项。以大拇指与食、中、无名三指相对附着，施四指推法于颈项、上背部，要求四指推动的幅度要小，移动要慢，推动中有提拿，提拿中有推动，共治疗5分钟。

(3) 点按穴位。以大拇指指腹点按颈背部的风池、风府、肩井、曲垣、天宗、肩中俞、肩外俞、缺盆等穴各15～20次，力量由轻而重，轻重交替。

(4) 弹拨肌肉。双手大拇指重叠，弹拨颈项两侧肌肉、肩胛提肌各10～15次，力量以病人能忍受不引起剧烈疼痛为限度。

(5) 插肩胛骨。用拇指指端或食、中、无名三指指端缓慢而有力地插向肩胛骨内侧缘里层，自上而下或自下而上操作10～15次。

(6) 提拿肌肉。以大拇指与其他四指指腹相对提拿风池、两侧项肌和肩井，各处操作10～15次。

(7) 拔伸颈椎。术者一手托扶病人的下颌部，另一手按扶病人的后枕部，双手同时用力向上拔伸牵引颈椎，持续15秒左右。

(8) 掌揉颈背。以掌根部着力，揉颈背及上背部，操作2～3分钟。

(9) 颈型颈椎病治疗手法。

在上述治疗的基础上，可增加以下治疗：

①掌振大椎：医生自然呼吸，切忌屏气，以掌面附着于大椎穴，前臂和手部肌群静止性协同收缩，将力集中手掌，掌振大椎穴，使局部感到微微温热。

②摇颈椎：医生一手托扶病人的下颌部，另一手按扶病人的后枕部，双手同时用力自前后左右摇转颈椎，幅度由小渐大，左右各8次。

③斜扳颈椎：医生一手托扶病人的下颌部，另一手按扶病人的后枕部，先前后左右摇转颈椎，使头向一侧旋转至一定限度时，术者两手同时用力向相反方向的小幅快速斜扳颈椎，左右各一次。

(10) 神经根型颈椎病治疗手法。在上述治疗的基础上，可增加以下治疗：

①放松上肢：以四指推法治疗肩及上肢部，自上而下操作3分钟。

②点按穴位:以大拇指着力，点按缺盆、极泉、曲池、手三里、小海、列缺、合谷等穴，各 15 ~ 20 次，力量由轻而重，轻重交替。

③搓肩及上肢:以双手掌面夹持病人肩部，快速搓揉肩及上肢，上下来回 3 ~ 5 遍。

④抖上肢:双手或单手握住病人腕部，患肩外展前屈位作小幅上下连续抖动 1 分钟。

⑤定位扳颈椎:病人颈部前屈至一定角度后，医生一手拇指按在病变颈椎棘突旁，另一手用肘部托住下颌部，手扶住枕部，同时使头向一侧被动旋转至最大限度后，用力小幅快速扳动，后迅速松手，施术时可有关节弹响感。

(11) 椎动脉型颈椎病治疗手法。在上述治疗的基础上，可增加以下治疗:

①点按穴位:以大拇指着力，按揉太阳、印堂、头维、率谷、百会穴各 15 ~ 20 次。

②抹前额:双手拇指指面自眉中印堂穴向两侧往返推抹前额 15 遍。

③扫散胆经:以拇指桡侧面合其他手指指端着力于头颞部，稍用力沿头部胆经循行路线自前上方向后下方作弧形单向扫散 8 遍。

④拿五经:以一手五指指腹附着于头部督脉及两侧膀胱经、胆经，自前发际向后抓拿五经 8 遍。

(12) 脊髓型颈椎病治疗手法。在上述治疗的基础上，可增加以下治疗:

①滚督脉、膀胱经:沿背部督脉、膀胱经自上而下施滚法 3 遍。

②点按穴位:以大拇指着力，点按背俞穴、环跳、风市、委中、阳陵泉、承山等穴各 15 ~ 20 次。

(13) 交感神经型颈椎病。在上述治疗的基础上，可增加以下治疗:

①点按穴位:以大拇指着力，点按心俞、肺俞、膈俞、肝俞、天突、膻中等穴各 15 ~ 20 次。

②擦膀胱经：在背部涂抹红花油或其他类似的推拿介质，以小鱼际部着力，来回推擦膀胱经，以病人感到温热为度。

2. 疗程

推拿治疗颈椎病时间为每次 15 ~ 30 分钟，10 次为一疗程。根据情况可治疗 1 ~ 3 个疗程。

3. 注意事项

手法操作应在明确诊断的基础上进行。手法宜严格掌握适应症和禁忌症。操作时手法宜轻柔沉稳，切忌粗暴。治疗时常可配合颈椎牵引、理疗等可收到较好的疗效。防止颈肩部受凉，注意保暖，平时多进行颈部练功活动。

四、针灸疗法

针灸蜚声海外，同中餐、功夫和中药一起被称为“新四大国粹”。近年来，随着中国国力的增强和国际地位的提高，国人的民族自信心、自豪感与日俱增，针灸这种曾经一度只留在许多人的记忆里、偶被年长者追捧，有国内开花国外香倾向的传统疗法又渐渐地被国人重新重视起来。

可是，我们对针灸的感觉很复杂。既亲切又神秘还夹杂着那么一丝怀疑，许多颈椎病患者在这点上也有同感。针灸对治疗颈椎病有多大效果呢？前面已讲过，经络功能的正常运转可以帮助身体气血的正常运行，经络功能失调，在全身各条经络均有明显反应，其反应程度的不同，说明局部病变严重程度的不一。在颈椎，十二正经、奇经八脉均有明显的关联，使用针灸的方法刺激颈椎疾患的相应反应点，可以起到通经活络，消炎镇痛，活血祛瘀的作用。

到底什么是针灸呢？针灸是针法和灸法的合称。针法是把针（主要是指毫针）按一定穴位刺入患者体内，运用捻转与提插等针刺手法来治疗疾病。灸法是把燃烧着的艾绒按一定穴位熏灼皮肤，利用热的刺激来治疗疾病。就治疗颈椎病而言，主要包括毫针法、梅花针法、耳针法、电针治疗法和艾灸疗法。其中前四种都属于针法，治疗理念相似，只是用的针具不同。

毫针法是最基本的、最常见的针灸里的针法。通常说的针灸的针法主要就是指它。毫针，顾名思义，就是粗细、长短以毫米为单位的细小针，目前临床上常用的是以不锈钢为材料，直径 28 ~ 30 号 (0.32 ~ 0.38mm) 和长为 1 ~ 3 寸 (25 ~ 75mm) 的毫针。

梅花针法用的是梅花针。它是祖国针灸医学遗产的一部分，是皮肤针的一种，因针柄的一端装 5 枚小针，状如梅花，故名梅花针。对于很多疾病具有独特的疗效。梅花针为丛针浅刺法，是集合多支短针浅刺人体一定部位和穴位的一种针刺方法，是我国古代“半刺”“浮刺”“毛刺”等针法的发展，主要是通过叩刺相应的部位达到治病的效果，临床应用极为广泛。

耳针法是指使用短毫针针刺或其他方法刺激耳穴，以治疗疾病的方法。其治疗范围较广，操作方便，且对疾病的诊断也有一定的参考意义。我国利用耳穴诊治疾病的历史已相当悠久。运用耳穴诊治疾病，早在《灵枢·五邪》篇就有记载："邪在肝，则两胁中痛……取耳间青脉以去其掣。"治疗颈椎病取穴：颈、颈椎、神门、肝肾等相应部位。操作：以强刺激捻转数秒后，留针约 30 分钟，每日治疗一次。

电针治疗法用的电针，除用不锈钢外，也可用银特制。一般选用 26~28 号粗细的毫针。此疗法基本思路跟毫针法相似，就是在针刺穴位取得针感后，针体接通接近人体生物电的微量电流，使产生疏密与间歇频幅震荡，以代替手法持续捻针。它的优点：在针刺腧穴的基础上，加以脉冲电的治疗作用，针与电两种刺激相结合，故对某些疾病能提高疗效；能比较正确地掌握刺激参数;刺激强度较大，力量均匀一致，且可节省人力，对神经根型颈椎病引起的麻痛，脊髓型颈椎病引起的肢体麻木无力，以及严重的肌肉萎缩，有很好的治疗作用。刺激强度及频率可以根据病情及患者的耐受性调整。一般每日 1 次，15 天为一疗程。

艾灸疗法，是将艾绒放置在腧穴或反应点的上面燃烧，通过温熨、烧灼，将艾火的温热力及药物作用穿透肌肤，并作用于颈部，以起到温通颈部经脉、活血止痛和祛风除寒的作用，减轻局部的韧带及肌肉粘连，加速颈椎病的康复。根据颈椎病不同的反应点选择不同的艾灸穴位，选择穴位可同毫针法的取穴。操作:可用艾条灸、艾炷灸、温灸器灸。每次选穴 3 ~ 5 个，灸 30 分钟，每日 1 次，10 日为一个疗程，一个疗程结束后间隔 2 ~ 3 天可行第 2 个疗程。可以达到良好的作用。值得提醒的是，患者晕针、饥饿的情况下，应避免针刺及艾灸治疗。若在针灸后患者出现明显的症状加重，应及时到正规医院就治。虽然针灸治疗不能从根本上治愈本病，常需与推拿、颈椎牵引、药物等疗法相配合才能达到较好的疗效，但是针灸对本病可起到舒筋活络、调和气血、改善微循环、提高痛阈、消除炎症和增强机体免疫功能的作用，从而促进损伤修复，恢复机体功能。

1. 毫针

“治痿独取阳明”是经典的针刺指导。在进行针灸的时候，应该选择不同的体位进行针刺治疗，舒适的体位可以减少留针期间的紧张与不适，让患者更容易接受治疗。

根据不同的颈椎病进行选择不同的穴位进行针刺，针刺方法可以“急性期为泻，慢性期为补”为原则。颈型颈椎病主要选择颈部穴位为主，如风池、大椎、玉枕、天宗、颈百劳、阿是穴等穴。

如果是神经根型颈椎病，应在上述穴位的基础上加用肩井、肩贞、肩髃、曲池、手三里、列缺、合谷、后溪等穴位。

如果是交感神经型颈椎病可以加用内关、三阴交、合谷;失眠多梦者可以加用太阳、上星、百会;耳鸣者可以加用翳风、听宫、听会、太冲等。

椎动脉型颈椎病可以加用太渊、风池、足三里、三阴交等。

脊髓型颈椎病如果出现双侧上肢的症状后，可以加用所有神经根型的独立穴位，如果出现双侧下肢无力、痉挛时应加用百会、风府、至阳、风市、阳陵泉、委中、涌泉、膻中、承山等。

以上穴位每组 4 ~ 6 穴为主，以 10 天为一疗程，补泻兼施，留针 30 分钟，病情严重者，可以加用电针治疗。

2. 梅花针

(1) 梅花针的治疗手法。梅花针刺法有压击法和敲击法。

①压击法即拇指和中指、无名指拿住针柄，针柄末端靠在手掌后部，食指压在针柄上。压击时手腕活动，食指加压，刺激的强度在于食指的压力，适合于硬柄针。

②敲击法即拇指和食指捏住针柄的末端，上下颤动针头，利用针柄的弹性敲击皮肤，刺激的轻重应根据针头的重量和针柄的弹力，靠颤动的力量来掌握，适合于弹性针柄。叩刺部位须准确，每叩刺一针之间的距离约在 0.3~1.0cm 之间。一般每日叩刺一次，连续治疗 7~10 日为一个疗程。

(2) 梅花针针刺部位。针刺的部位主要是病变的阳性反应区。即梅花针治疗的首选部位。即病变区及邻近部位和脊柱及其两侧的疼痛或敏感阳性反应区，如条索状物、结节状物、泡状软性物等，或是酸、痛、麻木等感觉异常处。颈椎病的反应区根据分型的不同，反应区也不相同。首先要掌握熟练的经络检查法，用拇指的指腹在患者体表反复循按，触摸、推压，找出反应区。检查时要有耐心，注意询问患者，观察患者的表情，找出阳性反应区时应立即打上标记。阳性反应区的多少与病情的轻重多成正比，多则病重，少则病轻。临床经验证实，叩刺后随着阳性反应区的减少和减小，疾病就随之逐步减轻，阳性反应区彻底消失后，疾病就痊愈了。

(3) 如何选配治疗部位。第一种方法是局部施术法，对于局部疼痛区直接叩刺，可收到佳效。第二种方法是辩证循经叩刺法，临床根据病属何经则取该经的循行部位叩刺治疗。第三种方法是取患部前后相对应的部位施术。第四种是远近配伍施术法。叩刺局部后，再叩刺背部脊柱及其两侧和相关经络循行部位。如头痛，除了叩刺头痛部位和颈椎及其两侧外，还可以叩刺相关经络的循行部位，如前头痛、侧头痛、后头痛和头项痛要分别叩刺手阳明经、少阳经、太阳经及厥阴经肘膝以下的经络循行部位。

(4) 梅花针治疗的注意事项。根据患者体质、病情、年龄、叩打部位的不同，有弱、中、强三种强度。

梅花针叩刺时要灵巧地运用手腕部弹力，使针尖叩击到皮肤后，由于反作用力迅速弹起，仅在表皮上一击而起，急刺速离，要有弹性，弹跳着连续有节律地叩刺，要做到平稳、准确和灵活，叩刺速度要均匀，要防止快慢不一，用力不匀地乱刺。

持针要牢固，提针慢或针尖带钩，都容易产生拖刺，容易划破皮肤，形成“一”字形的伤痕，并使患者产生刺痛和畏针。

针尖起落要呈垂直方向，即将针垂直地刺下，垂直地提起，如此反复操作。防止针尖斜着刺入和向后拖拉着起针，这样会增加病人的疼痛。

(5) 梅花针基本取穴。取穴:阿是穴、风池、风府、大椎、颈夹脊、远处反应区等。操作:从上到下叩刺，阿是穴可重叩，以局部微出血为宜。

3. 电针治疗

(1) 电针器的选择。电针器的种类较多，目前较常见的有蜂鸣式电针器、电子管电针器、半导体电针器等数种。它采用振荡发生器，输出接近人体生物电的低频脉冲电流，既可做电针，又可用点状电极或板状电极直接放在穴位或患部进行治疗。电针器以具有刺激量大,安全,可用于电池，不受电源限制的优点。选取耗电省，体积小，携带方便，耐震，无噪声者为佳。

(2) 电针的操作方法。电针仪器在使用前，必须先把强度调节旋钮调至零位（无输出）。再把电针器上每对输出的两个电极分别连接在两根毫针上。一般将同一对输出电极连接在身体的同侧，在胸背部的穴位上使用电针时，更不可将两个电极跨接在身体两侧。通电和断电时应注意要逐渐加大或减小电流强度，以免给病员造成突然的刺激。临床治疗，一般针刺穴位有了治疗所需的“得气”感应后（神志失常、知觉麻木、小儿患者例外），将输出电位器调至“0”度，负极接主穴，正极接配穴。也有不分正负极，将两根导线任接两支针柄。然后拨开电源开关，选好波型，慢慢调高至所需输出电流量。通电时间一般 5~20 分钟左右，针刺麻醉可持续更长时间。如感觉减低，可适当加大输出电流量，或暂时断电 1~2 分钟后再行通电。如果病情只需用一个穴位，可把一根导线接在针柄上，另一根导线接在一块约 25 厘米大小的薄铝板上，外包几层湿纱布，平放在离针稍远的皮肤上，用带子固定。这样，针刺部位的电刺激感应很明显，作用较集中，而铝板部位因电流分散，感应微弱，作用很小。

（3）电针的选穴。与毫针刺法治疗大致相同。但须选取两个穴位以上，一般以取用同侧肢体 1~3 对穴位（即是用 1~3 对导线）为宜，不可过多，过多则会刺激太强，患者不易接受。电针的选穴，既可按经络选穴，又可结合神经的分布，选取有神经干通过的穴位及肌肉神经运动点。例如：

上肢部：颈夹脊 6~7，天鼎（臂丛）；青灵、小海（尺神经）；手五里、曲池（桡神经）；曲泽、郄门（正中神经）。

下肢部：环跳、殷门、委中、阳陵泉、悬钟、太冲等。

穴位的配对：一般根据受损部位的神经支配。例如：上肢瘫痪，以天鼎或缺盆为主穴，三角肌配肩髎或臂臑，肱三头肌配臑会，肱二头肌配天府。

（4）脉冲电流的作用。人体组织是由水分、无机盐和带电生物胶体组成的复杂的电解质电导体。当一种波型、频率不断变换的脉冲电流作用人体时，组织中的离子会发生定向运动，消除细胞膜极化状态，使离子浓度和分布发生显著变化，从而影响人体组织功能。离子浓度和分布的改变，是脉冲电流治疗作用最基本的电生理基础。低频脉冲电流通过毫针刺激腧穴，具有调整人体功能，加强止痛、镇静，促进气血循环，调整肌张力等作用。

（5）如何选择频率。低频脉冲电流的波形、频率不同，其作用亦不同。

频率有每分钟几十次至每秒钟几百次不等。频率快的叫密波（或叫高频），一般在 50~100 次 / 秒，频率慢的叫疏波（或叫低频），一般是 2~5 次 / 秒。有的电针机有连续波（亦叫可调波），可用频率旋扭任意选择疏密波形。有的电针机分别装置密波、疏波、疏密波、断续波等数种波形，临床使用时应据病情选择适当波形，可以提高疗效。

①密波：能降低神经应激功能。先对感觉神经起抑制作用，接着对运动神经也产生抑制作用。常用于止痛，镇静，缓解肌肉和血管痉挛，针刺麻醉等。

②疏波：其刺激作用较强，能引起肌肉收缩，提高肌肉韧带的张力。对感觉和运动神经的抑制发生较迟。常用于治疗痿证，各种肌肉、关节、韧带、肌腱的损伤等。

③疏密波：是疏波、密波自动交替出现的一种波形。疏、密交替持续的时间约各 1.5 秒，能克服单一波形易产生适应的缺点。动力作用较大，治疗时兴奋效应占优势。能促进代谢，促进气血循环，改善组织营养，消除炎性水肿。常用于止痛、扭挫伤、关节周围炎、气血运行障碍、坐骨神经痛、面瘫、肌无力、局部冻伤等。

④断续波：是有节律地时断、时续自动出现的一种疏波。断时，在 1.5 秒时间内无脉冲电输出，续时，是密波连续工作 1.5 秒。断续波形，机体不易产生适应，其动力作用颇强。能提高的肌肉组织的兴奋性，对横纹肌有良好的刺激收缩作用。常用于治疗痿症、瘫痪，也可用作电肌体操训练。

⑤锯齿波：是脉冲波幅按锯齿形自动改变的起伏波，每分钟 16~20 次或 20~25 次，其频率接近人体的呼吸规律，故又称呼吸波。并有提高神经肌肉兴奋性、调整经络功能、改善气血循环等作用。

五、拔罐疗法

拔罐疗法是我国古老的治病方法，在汉代的时候就有文字记载了。严格地说它属于针灸疗法中的一种重要疗法。之所以把它单列出来，就是想告诉读者朋友：它不仅对颈椎病有一定的治疗作用，而且对不少疾病有很好的治疗或辅助治疗的作用，更重要的是它还有很好的预防保健作用，并且易于操作，热爱健康的朋友完全可以通过自学熟练地掌握它。所以，建议有兴趣的朋友可以多看一些这方面专业的书，如果能很好地运用，必有收获。

临床最经常使用的是拔火罐法，即运用特殊的玻璃罐或者陶罐、竹罐，借助热力，排除罐里空气，以使罐里生成负压，吸附在肌肤或者穴位上，导致肌肤充血或者瘀血的治疗方法。天生胆小怕火的，也可以用市场上卖的真空罐来代替，原理跟火罐相似，只不过它是通过直接抽吸的办法把灌里的空气抽出，使之生成负压。

1. 拔罐治疗的功效

（1）负压作用。国内外学者研究表明人体在火罐负压吸拔时，肌肤表面有大量气泡溢出，加强了局部组织的气体交换。通过检查也观察到，负压使局部的毛细血管通透性变大与毛细血管破裂，少许血液进入组织间隙，产生瘀血，红细胞受到破坏，血红蛋白释出，出现自身溶血现象。在机体自我调整中产生行气活血、舒筋活络、消肿止痛、祛风除湿等作用，起到一种良性刺激，促使其恢复正常功能。

（2）温热作用。拔罐法对局部肌肤有温热刺激作用，以大火罐、水罐、药罐最明显。温热刺激能令血管扩张，增进以局部为主的血液循环，改善充血状态，加强新陈代谢，使身体内的废物、毒素加速排出，改变局部组织的营养状态，增强血管壁通透性，增强白细胞与网状细胞的吞噬活力，增强局部耐受性与机体的抵抗能力，起到温经散寒、清热解毒等作用，以达到促使病患好转的目的。

(3) 调节作用。拔罐法的调节作用建立在负压或者温热作用的基础之上。首先是对神经系统的调节作用，因给予机体一系列良性刺激，作用于神经系统末梢的感受器，经向心传导，达到大脑皮层。加之拔罐法对局部肌肤的温热刺激，通过肌肤感受器与血管感受器的反射途径传到中枢神经系统，产生反射性兴奋，借以调节大脑皮层的兴奋和抑制过程，使之趋于平衡。并且加强大脑皮层对身体各部分的调节功能，使患部肌肤相应的组织代谢旺盛，促使机体恢复功能，阴阳失衡得以调整，使病患渐渐痊愈。

2. 常用火罐吸附方法

利用燃烧时火焰的热力，排去空气，使罐里生成负压，把罐吸着在肌肤上。常用闪火法：先使用干净手巾蘸热开水把拔罐位置擦洗净，再用镊子捏紧棉球稍蘸酒精，火柴燃着，使用闪火法，往玻璃火罐中一闪，迅速把罐子扣在肌肤上。

拔罐后除留罐外，尚可以在火罐吸着后，马上拔下，再闪火再吸、再拔，反复数次称闪罐。

如果待火罐吸着后，一手扶住罐体，用力上下左右缓慢来回推动，称走罐，用于面积较大的位置。

待患处肌肤消毒后，先使用梅花针叩打或者使用三棱针浅刺出血，再行拔罐，留置10分钟后，起罐消毒肌肤，称刺血拔罐。

3. 颈椎病拔罐常用处方

处方1：

(1) 取穴。颈部压痛点或者阳性反应物，即疼痛点。

(2) 功能。舒筋活血。

(3) 操作。于局部拔火罐1～2个，以罐下肌肤紫红为度，每天1次，

10次为1疗程，两疗程间隔3天。

注意：针罐可以合用，先针刺，起针后或者带针拔罐。拔罐后可行局部推拿。

处方2：

（1）穴位。以颈椎棘突主要痛点为主穴，配以天宗、肩井及阿是穴。

（2）功能。舒筋活血。

（3）操作。使用铍针直入深至骨膜，通常不超过5mm，针拔出后有少许血液溢出。接下来在针处加拔火罐，去罐后可以进行头部旋转运动。每3～5天1次，3次为1个疗程，疗程之间休息数天。

注意：使用铍针治疗需要临床专科医师进行，并且局部进行消毒。

处方3：

（1）穴位。取风池、大杼、风门为主穴，配穴为天宗、肩井、曲池等。

（2）药物。艾叶10g，杜仲10g，防风10g，麻黄10g，木瓜10g，辣椒10g，土鳖虫10g，羌活10g，苍术10g，独活10g，苏木10g，红花10g，桃仁10g，透骨草10g，千年健10g，海桐皮10g，乳香5g，没药5g，布包裹后水煎制成。

（3）功能。舒筋活血。

（4）操作。把不同口径的竹管加工后放置在煮沸的药水锅里2～3分钟后，拿出并快速甩去药水，迅速放在选定的位置上，牢固吸住肌肤。8分钟后取下，局部肌肤即出现充血或者瘀血。依据病情，每天或者隔日治疗1次，10次为1个疗程。

4. 拔罐的治疗方法注意要点

（1）体位选择。病人应有舒适的体位，要依据不同位置选择不同口径的火罐。注意选择肌肉丰满，富有弹性，没毛发与骨骼凹凸的位置，以防掉罐。拔罐动作要做到稳、准、快。

（2）拔罐禁忌。肌肤有溃疡、水肿和大血管的位置不宜拔罐；高热抽搐者，不宜拔罐；有自发性出血与损伤性出血不止的病人，不宜使用拔罐法。

（3）意外处理。在拔罐过程里如出现烫伤，小水泡可不用处理，任其自然吸收；如水泡较大或者肌肤有破损，要先使用消毒针刺破水泡，放出水液，或者使用注射器抽出水液，接下来涂以碘伏，并且以纱布包敷，保护创口。

六、牵引疗法

牵引治疗颈椎病是人们既熟悉又感到有些滑稽的疗法。从颈椎牵引治疗患者的表象看，大有让患者体会上吊的感觉，看上去十分有意思，以至于国宝级大师启功由于颈椎病发作，被送到医院做牵引，没奈何地躺在床上做了《西江月》一首："七节颈椎生刺，六斤铁饼拴牢，长绳牵系两三条，头上数根活套。虽不轻松愉快，略同锻炼晨操，《洗冤录》里篇篇瞧，不见这般上吊。"虽然让患者无奈地体验了"上吊"的滋味，但是颈椎牵引确实是得到国内外业内人士公认的目前治疗颈椎病最为常用、最为有效的保守疗法之一。

颈椎牵引可以使颈椎序列线不正的现象逐渐改变，甚至恢复正常；纠正偏歪的椎体，使椎间关节的扭曲、松动和错位等轻微的可逆性病理改变也可随之消失。颈椎牵引可以使患椎椎间隙逐渐牵开，使椎间盘内产生负压，有利于使早期或者轻型突出的椎间盘回纳，并可加强颈椎的稳定性。随着椎间关节的牵开，两侧狭窄的椎间孔和嵌顿的小关节滑膜也可被牵开，缓解了对神经根等组织的压迫与刺激，同时牵引的固定制动限制了颈椎活动，减少了因活动所造成的刺激摩擦，有利于神经根及周围软组织局部炎性水肿、充血、渗出的吸收与消退。此外，牵引可使颈部痉挛肌肉逐渐放松，缓解疼痛症状，并使椎动脉痉挛、曲折的现象得到改善，从而有利于大脑供血和脑脊液、脊髓血液循环的改善。

1. 牵引的治疗作用通过以下六方面来实现

(1) 限制活动。限制颈椎活动，减少对受压脊髓和神经根的反复摩擦和不良刺激，有助于脊髓、神经根、关节囊、肌肉等组织的水肿和炎症消退。

(2) 增大椎间隙和椎间孔。增大椎间隙和椎间孔，减轻甚至解除神经根所受的刺激和压迫。

(3) 恢复脊柱的平衡。解除肌肉痉挛，恢复脊柱的平衡，降低椎间盘内压，缓冲椎间盘向四周的压力。

(4) 恢复颈椎间的正常序列。牵开小关节间隙，解除滑膜嵌顿，恢复颈椎间的正常序列和相互关系。

(5) 伸直椎动脉。使扭曲于横突孔间的椎动脉得以伸直，改善椎动脉的血供。

(6) 拉长颈椎管。使颈椎管纵径拉长，脊髓伸展，黄韧带皱折变平，椎管容积相对增加。正确的牵引治疗不仅可使肌肉痉挛解除，同时也有改善神经根刺激症状的作用。

颈椎牵引应用较为广泛，颈椎牵引主要适应的人群有：颈椎病，颈椎间盘突出症，颈椎生理曲度改变，年龄 18 岁以上（年龄过小骨骼尚未发育完全），无严重骨质疏松、椎动脉狭窄。颈椎牵引不适应的人群：颈椎病伴严重心脑血管疾病者；颈椎严重退行性改变，骨桥形成的患者；颈椎管骨性狭窄超过 1/2 的患者；严重骨质疏松、椎动脉狭窄患者；年龄低于 18 岁；颈椎骨折和椎体滑脱的患者。颈椎牵引的方法也很多。在以下篇幅做一个大致的介绍。

2. 牵引的方法

(1) 根据牵引体位划分。一般分为坐位牵引、卧位牵引。坐位牵引也称垂直牵引，适用于轻症和中度患者，较为简便，现在医院采用的较多。坐位牵引时病人端坐于牵引架下，双手放于膝盖上，将枕颌布带系好后，挂在较头部稍宽的牵引弓两端，弓中间与牵引绳的一端连接，通过两个滑轮后另一端接上预设的重量。卧位牵引也称水平牵引，病人平卧于床上，同时抬高床头 20 ~ 30 厘米，以防止患者沿牵引方向移动。患者颈部垫枕，系好枕颌带并与牵引绳之一连接好，通过床头牵引架上的滑轮后，牵引绳的另一端接上所需要的牵引重量。外伤性颈椎病急性期可以选择颅骨牵引或者颅骨环牵引。卧位牵引则更适合于 24 小时持续牵引的重症患者，或者年纪较大、体质较弱的患者，一般用于住院病人。

(2) 根据牵引角度划分。可分为前屈位牵引、中立位牵引、背伸位牵引。前屈位牵引可以有效地纠正小关节紊乱，减轻神经根型颈椎病引起的上肢疼痛症状。中立位牵引主要作用于椎间隙，对椎间隙狭窄有较好的治疗作用，还有利于轻型突出椎间盘的回纳。背伸位牵引多用与治疗颈椎生理曲度消失或变浅的患者，对颈椎生理曲度的恢复有很好的纠正作用，但老年人慎用。

(3) 根据牵引重量划分。可分为轻重量、体重量和大重量牵引。轻重量牵引的重量一般为 1 ~ 2 公斤，多用于需长时间持续牵引者;体重量牵引则是以接近体重的重量行短暂牵引的方法;大重量牵引则介于两者之间，重量一般在体重的 1/10 ~ 1/7 之间，时间为 15 ~ 30 分钟左右。

(4) 根据牵引连续性划分。可分为持续牵引和间歇性牵引。持续牵引在整个过程中始终保持牵引力;间歇性牵引则在牵引过程中有几次间隔时间。

因为对颈椎病的不同认识，各个医院多往往根据自己的条件和不同的治疗经验加以选择，一般情况下，国内多采用枕颌带牵引，重量从 4 公斤开始，随疗程逐渐加至 7 ~ 10 公斤，每次时间大约 30 分钟。

3. 优值牵引法治疗

河南省洛阳正骨医院颈腰痛治疗中心鲍铁周主任医师根据不同的牵引角度及其产生的不同作用，提出“优值牵引法”治疗颈型颈椎病，运用于临床，赢得了广大患者的好评。在临床工作中将牵引角度、牵引重量、牵引时间称为牵引的值，运用某一特定的牵引值对颈椎病患者实施牵引治疗所取得的临床疗效最优，称此特定的牵引的牵引值为牵引优值。用牵引优值对脊柱病进行牵引治疗的方法，称之为优值牵引法。优值牵引法是根据不同类型的颈椎病、不同的病变椎体部位，而选择不同的牵引角度、不同的牵引重量及不同的牵引时间而所施行的牵引方法。同一病变椎体在牵引的不同治疗阶段选择不同的牵引角度及重量是其操作的关键所在。通常是先进行前屈位牵引、继而中立位，最后背伸位牵引为宗旨的一整套牵引治疗计划，这样不仅能够治疗多种不同类型的颈椎病，也能恢复颈椎正常的生理曲度，达到良好的治疗目的。

在具体操作中，采用该院研制的 TCT-1 型颈椎牵引器，端坐位枕颌套式牵引，每治疗 15 次为一疗程，具体实施分三步:

第一步颈椎前屈 25°，牵引重量 1/10W，牵引时间 30 分钟，每日两次，连续 5 天。

第二步颈椎直立 0°，牵引重量 1/7W，牵引时间 20 分钟，每日两次，连续 3 天。

第三步颈椎背伸 15°，牵引重量 1/10W，牵引时间 30 分钟，每日两次，连续 7 天。

在使用优值牵引的临床中发现，前屈位牵引在缓解临床症状方面有较好的作用，背伸位牵引可有效地恢复颈曲，中立位牵引为过渡性牵引，可有效地缓解由于牵引体位变化过大所造成的不适。在临床研究中发现，优值牵引法与传统的枕颌带牵引方法相比，虽然均可以缓解颈部疼痛并改善其活动度，但优值牵引法对其症状、体征改善早于传统的枕颌带牵引法;且经治疗后优值牵引法对颈曲恢复优于传统的枕颌带牵引法;研究其作用机理，认为前屈位牵引可加大椎间隙，特别是加大椎体后缘和小关节、椎间孔的间隙，松弛颈椎周围的动力肌及其他软组织，从而达到缓解临床症状的目的，我们称之为顺势牵引;背伸位牵引在缓解临床症状的基础上有效地调节颈段脊柱的生理曲度，以恢复颈椎的形态学，符合颈椎的生物力学特性，在巩固疗效、稳定脊柱并发挥其正常功能方面有较好的作用，我们称之为功能牵引。先前屈再中立后背伸，此动态位牵引的优值牵引法符合颈椎的生物力学特性，为治疗颈型颈椎病的有效疗法。

4. 牵引注意事项

颈椎牵引治疗中要遵循“从轻到重、循序渐进、不断观察、适时调整”的治疗原则进行并严格掌握适应症及禁忌症，避免出现意外。

(1) 适应症。

①几乎所有的颈椎病均可以选择牵引治疗，但应注意操作要点；

②症状较轻者；

③非急性发作期者；

④排除其他疾病者。

(2) 禁忌症。

①严重的脊髓型颈椎病禁忌大重量牵引（不能超过体重的 1/10）；

②有颈部肿瘤疾患者；

③年龄超过 75 岁者；

④有严重骨质疏松者；

⑤有大小便功能异常者；

⑥精神高度紧张患者；

⑦不能排除其他疾患者。

(3) 工具。牵引带和常用枕颌带应柔软舒适、透气性好。牵引绳要够长，要结实，牵引架的固定要牢靠。

(4) 距离。挂于牵引钩的牵引带两端间距为头颅横径的两倍，以免两侧耳朵及颞部受压，以免头部血液回流。牵引重物高度以距地面 20 ~ 60 厘米为宜，即病人站立后重物可落在地上，悬吊的绳索要在患者手能够到的范围。

(5) 角度。根据不同的疾病旋转不同的牵引角度，一般性的牵引角度要采取轻度前屈位，即头前屈与躯干呈 10° ~ 20° 角。但是根据不同的病变阶段，上颈段选择背伸 5° 或水平位牵引，病变在颈中段选择水平位到前屈 5°，下颈段可以选择前屈 10° ~ 25° 进行。

(6) 重量。牵引的重量可从 3 ~ 5 公斤开始，逐渐增加到 7 ~ 10 公斤。每日牵引 1~2 次，每次牵引时间在 10 ~ 30 分钟左右，每一疗程以 10 ~ 15 日为宜。在症状缓解或快消失，不应过早中止，以减少复发率。具体牵引的重量依据专业医生的建议重量或依据病情及耐受力来定。一般以牵引时无头晕、颈部疼痛等不适，牵引后感觉舒适为宜。

七、中药薰洗热敷疗法

中药薰蒸作为一种用药方法被广泛地应用于骨科临床，颈椎病的治疗也不例外。中药辨证施治不仅可以调整全身情况，更可以直接作用于局部，促进局部症状的改善。应用中药薰洗治疗，热力不仅可以直接促进局部血液循环，加快代谢废物及炎性介质的迅速祛除，也可以促使中药有用成分直接作用于局部水肿的神经根及脊髓，促进僵硬的颈部肌肉及韧带软化，减轻局部刺激及炎症水肿。根据疼痛的部位，可以选择不同的薰洗方法，如仰卧位薰洗法、俯卧位热敷法。

大多数的颈椎病患者均可以进行中药薰洗治疗，尤其对于颈部酸困疼痛发凉的病人，中药薰洗治疗可以改善局部的血液循环。俯卧位热敷法与仰卧位薰洗法机理相同，方法稍有不同，家庭康复治疗的患者可以选择中药热敷治疗，操作简单，效果显著。

常用药物组成:葛根 40g，丹参、威灵仙、防风、荆芥、桑枝、桂枝、五加皮、当归各 30g，桃仁 12g、红花 10g、细辛 15g，川椒 30g、制乳香 15g、制没药 15g。其主要作用是通过温热效应、药物效应、经络效应，使药物在加热的作用下作用于人体体表，具有活血化瘀、散寒止痛的作用，是当今治疗筋伤疾病常用的方法之一。主要使用药物薰蒸床，用时把中药放入薰蒸床的加热器内，加热后利用药物的蒸汽作用于人体局部，达到薰蒸的效果。

薰蒸床加热器的丰富热能，以及配用的活血化瘀药物使人体外周血管和毛细血管网迅速充分扩张，促进人体血液内外大循环，对寒侵经络、风邪游走、湿凝肌体所致的颈椎病引起的颈、肩、臂、手酸麻胀痛等症有良好缓解与治疗作用。

薰蒸法活血化瘀作用强大快捷，既有益于改善颈椎病病变局部营养状况，又符合“通则不痛”的原则，故对颈椎病引起的血循不畅的疼痛有明显效果。

在薰蒸状态下，人体的汗孔、毛窍充分开放，有利于药物吸收进入经脉、血络，在全身发挥药效作用。薰蒸过程促进组织液、淋巴液循环，并激发机体免疫细胞的吞噬功能，有利于颈椎病的治疗和康复。

薰蒸过程的温热效应对肌体的外周传入神经是一个良好刺激，当刺激达到一定强度后，即可在大脑皮层形成新的兴奋阈，从而消除或减弱了原病灶阈的兴奋度，使颈椎病患者原不适应感或痛觉减弱或消失，从而起到调节神经系统生化功能的作用。

八、揉药疗法

揉药法是大家听起来比较新鲜的疗法。它是中医外治法中的一种，是以中药散剂为媒介，配合特定手法对穴位或痛点进行刺激，使局部皮肤温度升高，毛孔开泻，病邪外逸，然后药粉通过开泻的毛孔直达病所，从而达到去除病邪的目的。

揉药的方式可以分为三种，一是穴位揉药法，二是关节处揉药法，三是痛点揉药法。方法是用拇指粘药粉少许，施于反应点，进行揉药手法。其特点是在皮肤上轻柔旋转，以不带动指下皮肤为度；方向是沿顺时针方向；揉药范围是五分钱硬币大小为宜；频率为每分钟 100 ～ 120 转，每部位持续 3~5 分钟，每日 1 ～ 3 次，10 天为一疗程。手法不同可使药物达到的部位也不同。一般要根据患者具体的病情、病位不同，采用相应的揉药手法，可使药物达到皮下、肌肉、筋膜、韧带、骨关节等部位，使药物达到最大的功效。目前常用的揉药有七珠展筋散等，可以起到舒筋活血、分离粘连、通利关节、理气止痛等功效。

九、中药离子导入疗法

这种疗法看起来，带有几分高科技的色彩，有不少人对它很有兴趣。那么这种疗法是怎么回事，威力如何呢？中药的有效成分可通过皮肤上的汗腺管开口、毛孔、皮肤腺开口及细胞间隙等途径进入体内，但因受到诸多阻力的影响，进入量有限，表皮角质层是药物进入体内的主要屏障。中药离子导入法是根据直流电场内同性电荷相斥、异性电荷相吸的原理，在电极与皮肤之间放置以药液浸湿的纱布或滤纸，通以直流电，使皮肤角质层两侧产生电压。一则此电压降可引起角质层 α-螺旋角蛋白多肽分子重新分布而形成新的孔道结构；二则因汗孔、毛囊等孔道的电阻小，有利于电流通过，从而使药物易于透入皮肤。

中药离子导人疗法就是利用直流电场作用和电荷同性相吸、异性相斥的原理将药物离子经皮肤黏膜导人体内达到治疗疾病的目的。药物离子进入体内后其分布如下：在局部直接与其他组织发生反应；在皮肤内形成离子堆被血液和淋巴液带到全身，集中在对离子有亲和力的器官。药物离子进入相应组织后就在局部发挥其特有的直接作用。其主要的治疗作用有：及时镇痛，改善局部血液循环；加速炎症产物的吸收和运走，增强局部组织营养和代谢；提高免疫功能。该疗法的优点是不用口服中药汤剂，避免了胃肠道的药物毒性。

对于颈型颈椎病症状明显时出现颈部疼痛、活动受限，本法能达到满意的治疗作用。方药及操作如下：

川芎 20g、红花 20g、当归 15g、川乌 10g、草乌 10g、延胡索 20g、赤芍 20g、白芷 20g、葛根 20g、透骨草 20g、威灵仙 20g、乳香 20g、没药 20g 等中药粉碎后装入布袋经过 10 小时浸泡后，在锅里待水开后文火煮 40 分钟，然后凉至皮肤温度适宜，将药袋、药液放在颈椎部位，外贴棉纱布，接直流感应电疗机，先将仪器旋钮拧到零位，按顺时针方向调整输出电流。输出电流为 8 ~ 10mA. 以伴有针刺感为佳。20 分钟一次，一天一次。

对于神经根型颈椎病症状明显时，如出现颈肩臂麻木、疼痛、颈肌痉挛、颈部僵硬发板者，中药离子导入治疗疗效较好。可以改善局部的血液循环，促进炎性介质的代谢、消除水肿，改善症状。方药及操作如下：

川芎 40g，当归 40g，川乌 20g，草乌 20g，羌活 30g，秦艽 30g，威灵仙 20g，透骨草 30g，伸筋草 30g，葛根 30g，桂枝 30g，白芷 20g，红花 25g，丹参 25g，赤芍 25g，加水 1500 毫升，煎至 1000 毫升，过滤后浓缩至 500 毫升备用。治疗时患者取俯卧位，以 $10.0 \times 12.0cm^2$ 的绒布垫浸透药液，水平放置在颈部病变部位，上置一铅板接于电疗机的阳极，肩胛部（患侧）亦置一湿绒布垫及铅板，接于电疗机的阴极。最初电流量 15 ~ 20mA，以后可逐渐减至 10mA，每次治疗时期为 25 ~ 30 分钟，每天 2 次，10 ~ 15 天为一个疗程。

对于椎动脉型颈椎病症状明显时，出现头晕、头痛，本法也能起到一定的辅助治疗作用。方药及操作如下：

葛根、桂枝、川乌、草乌、赤芍、川芎、生南星各100g，乳香、没药、羌活、当归、伸筋草、白芷、藁本各50g，干姜70g，细辛30g。上药加水3000毫升，浸泡4小时，以文火煎至1000毫升，过滤后浓缩至500毫升备用。治疗时，患者取俯卧位，将药液均匀洒在 $10.0 \times 12.0cm^2$ 绒布垫上，置于颈项后，上置一铅板接于电疗机阳极，肩胛部（患侧）亦置一清水浸过的湿绒布，上置一铅板接于电疗机阴极调节输出电流强度至10mA，或以患者能忍受为度，每次治疗25～30分钟，每天两次，以10～15日为一疗程。间隔3天可行第2疗程治疗。

十、小针刀疗法

有人可能要嘀咕了：针灸算非手术疗法倒也勉强，可这小针刀疗法，从字面看，针啊、刀啊都出来了，怎么还能算非手术疗法呢？的确，这种异议很有道理。小针刀疗法其实是一种介于手术疗法和非手术疗法之间的闭合性松解术。之所以把它放在非手术疗法里介绍，主要是因为它对针灸疗法有一定的继承性，它是在切开性手术方法的基础上结合针刺方法形成的。

小针刀医学是朱汉章教授在中医理论指导下，借鉴西医外科手术原理，以小针刀为主要治疗手段而创立的一门医学新学科。在理论方面，小针刀医学以中医理论为指导，结合现代科学，借鉴外科手术原理并加以创新，形成了闭合性手术的理论、慢性软组织损伤病因病理学的新理论、骨质增生新的病因学理论等，对临床治疗有重要指导意义，提高了疗效。小针刀是由金属材料做成的，在形状上似针又似刀的一种针灸用具。它是在古代九针中的圆利针、锋针等基础上，结合现代医学外科用手术刀而发展形成的，是与软组织松解手术有机结合的产物，已有10多年的历史，近几年有进一步发展的趋势，并为世人所重视。小针刀多为自行制作，其形状和长短略有不同，一般为10~15厘米左右，直径为0.4~1.2毫米不等。分手持柄、针身、针刀三部分。针刀宽度一般与针体直径相等，刃口锋利。也有的是用外科小号刀片改制，有的是用牙科探针改制而成。小针刀疗法操作的特点是在治疗部位刺入深部到病变处进行轻松地切割，剥离有害的组织，以达到止痛祛病的目的。其适应证主要是软组织损伤性病变和骨关节病变。就颈椎病而言，本法适用于神经根型颈椎病的早期治疗。大多数病人的症状可得到缓解。小针刀疗法的优点是治疗过程操作简单，不受任何环境和条件的限制，治疗时切口小，不用缝合，对人体组织的损伤也小，且不易引起感染，无不良反应，病人也无明显痛苦和恐惧感，术后无需休息，治疗时间短，疗程短，患者易于接受。

十一、封闭治疗

封闭治疗就是俗称的“打封闭”，也叫“局封”，是由局部麻醉演变而来的一种治疗疼痛的方法。

封闭疗法的基本操作方法是，将局麻药和激素类药物的混合液注射于疼痛的部位，达到消炎、镇痛的目的。封闭疗法是一种简单、安全、疗效可靠的缓解骨质增生患者疼痛或不适的治疗方法。应用神经阻滞药物直接注射交感神经节如星状神经节，可以缓解或解除交感神经型颈椎病的部分症状。如神经根卡压后出现明显的上肢神经根刺激症，就可以选择臭氧或神经营养药物进行神经根管注射，使药液直接作用于受损神经根，达到修复神经根作用。

封闭疗法药物配方主要由麻醉药和激素类药物组成。麻醉约为局麻药物，如普鲁卡因、利多卡因、布比卡因等。激素类药物有泼尼松、醋酸强的松、得宝松等。局麻药的作用为暂时阻断局部神经传导，使这些神经支配的相应区域产生麻醉作用，从而缓解疼痛感。激素的作用为消炎、止痛和松解粘连等。

在进行封闭治疗时，可以加用以下药物：维生素类，如维生素 B_1 100mg，维生素 B_{12} 0.1mg。也可加用部分中成药注射剂进行封闭注射治疗。如复方丹参注射液或复方当归注射液 5 毫升，多可使症状缓解，并促进病损组织修复，效果较好。5~7 天 1 次，3 次为一个疗程，治疗时可行深部压痛点如棘突，棘间或椎旁，肩部等处的注射，注射时应回吸后再注药，以免刺入血管引起不良反应。

十二、穴位注射

穴位注射与针刺有异曲同工之妙，是针刺疗法之一，又被称为水针疗法，但是它们两者之间也存在一些不同之处。

不同的是穴位注射是要根据不同的颈椎病选择不同的药物进行不同的穴位注射，穴位注射的药物不仅可以直接作用局部神经及血管，达到不同的治疗目的，更可以刺激所在经络，促使气血运行加速。另一个不同之处是注射部位不同，封闭疗法直接注射于受卡压或刺激的神经根、血管、肌肉附近，使药物的作用直接作用于受损部位，达到良好的治疗作用；而应用穴位注射部位选择较为自由，但也有明确的治疗部位，如阿是穴是穴位注射的最重要穴位，两种治疗方法中，选择的药物基本类似，起到的作用有所区别。穴位注射不仅有明确的药物作用，还有经络治疗之功，起到明确的针刺作用。我们将穴位注射称之为“软针”治疗。水针疗法的应用范围较广，凡是针灸的适应症大部分都可用本法治疗。颈椎病中几乎所有的颈椎病患者均可以进行穴位注射治疗。

十三、物理治疗

理疗对于许多颈椎病患者来说也许并不陌生。它是物理疗法的简称，就是利用各种物理因子如声、光、电、磁等，达到治疗和防御疾病目的。应用物理疗法有悠久的历史，特别是上世纪70年代以来，扩大了理疗的适应证，提高了理疗效果。理疗适用范围包括各种炎症、神经系统疾病、心血管系疾病、骨伤科疾病等。理疗可消炎消肿，镇痉止痛，缓解肌肉痉挛，降低纤维结缔组织张力，松解粘连，软化瘢痕，起到促进神经、肌肉和关节运动功能恢复的作用，在颈椎病非手术疗法中占有相当重要的地位。

理疗的种类非常多，主要分为人工物理因素疗法和自然物理因素疗法两大类，不同的颈椎病类型可选择不同的理疗方法。当然，从治疗意义的角度说，主要就是指人工物理因素疗法了。值得注意的是严重心脏病、动脉硬化、有出血倾向、恶病质及可刺激肿瘤细胞生长的物理因素的均属于理疗的禁用范围，伴有其中之一的颈椎病患者就属于“倒霉孩子”，享不到理疗的福，这类患者就不要去尝试理疗了。具体的理疗种类如下所示：

1. 人工物理因素疗法

(1) 电疗法。包括静电疗法、直流电疗法、低频电疗法、中频电疗法、高频电疗法、超高频电疗法、特高频电疗法、离子导入疗法、电离空气疗法、电水浴疗法、射频疗法等。

(2) 磁疗法。包括静磁场疗法、脉动磁场疗法、低频磁场疗法、中频电磁场疗法、高频电磁场疗法等。

(3) 光疗法。包括红外线疗法、可见光疗法、紫外线疗法、激光疗法等。

此外，还有超声波疗法、水疗法、传导热疗法、冷冻疗法、运动疗法、拔罐疗法、电子生物反馈疗法等。

2. 自然物理因素的疗法

包括矿泉、气候、空气、日光、海水疗法等。

理疗作用机理如下：

(1) 消除炎性水肿。消除神经根及周围软组织（关节囊、韧带等）的炎性水肿（透热、直流电、超声波等）。

(2) 改善血液供应。改善脊髓、神经根及颈部的血液供应和营养状态（透热、直流电、低频脉冲等）。

(3) 缓解肌肉痉挛。缓解颈部肌肉痉挛，增强颈椎牵引效果，并改善颈部软组织血液循环（温热疗法、超声波等）。

(4) 延缓钙化和骨化。延缓或减轻椎间关节、关节囊、韧带的钙化和骨化过程（醋疗、超声波等）。

(5) 增强张力。增强肌肉张力、改善小关节功能（感应电、低频脉冲等）。

(6) 改善代谢。改善全身钙磷代谢及植物神经系统功能（日光浴）。

十四、西药治疗

在颈椎病的整个康复治疗措施中，药物治疗也是一种不可忽视的手段。虽然有些人认为，颈椎病是一种老年性退行性病变，因而药物遏制其发展的可能性极小，但通过药物减缓这种病理改变和疼痛等症状，仍是十分必要的。

对早期或中期的颈椎病患者，与其他方法相比，药物治疗具有举手可得、简便易行、疗效可靠及易于维持的优点，值得推广应用。常用减缓颈椎病、骨质增生症状的药物有下几种：

1. 抗炎止痛药

国内外首选对乙酰氨基酚，该药物止痛效果好，不良反应少，费用低。通常1日总量不超过3g，但长期大剂量使用有引起肝或肾损伤的报告。

2. 非甾体类抗炎药（NSAIDs）

这类药物具有抗炎、止痛作用，是治疗骨性关节炎最常用的药物。但是其中有的阿司匹林、水杨酸、保泰松、吲哚美辛和萘普生等，对关节软骨基质蛋白聚糖合成有抑制作用，不利于有颈椎小关节退变患者，不宜选用，另一些药物如双氯芬酸、美洛昔康、萘丁美酮、依托度酸、舒林酸和阿西美辛等，对软骨基质蛋白聚糖的合成无不良影响，甚至有促进合成作用，推荐选用。而且，作为选择性环氧合酶－2（COX-2）抑制剂的美洛昔康、依托度酸和萘丁美酮等都有与特异性COX-2抑制剂相当的胃肠安全性，且对心血管和肾的不良影响少。

3. 硫酸软骨素A

为一酸性粘多糖物。通过改善血液循环，促进新陈代谢，扩张末梢血管，调节血液的胶体状态，从而对骨软骨病变的修复和早期骨刺的吸收起到积极作用。

4. 营养和调节神经系统的药物

常用的有谷维素、健脑合剂等，可调节神经系统的功能。维生素 B_1、维生素 B_{12}、甲钴铵等有助于神经变性的恢复，但不需长期服用。有一些较为昂贵的药物如神经生长因子、神经节苷脂等等。

5. 对于疼痛剧烈者可以给予脱水类药物应用

如甘露醇、七叶皂苷钠、速尿等药物应用，可消除神经根的水肿。

6. 激素类药物

在急性的脊髓、神经损伤时，我们往往可以用大剂量的激素药物，如地塞米松、甲强龙等等。

一般来说，颈椎病的西药治疗往往是作为其他治疗如牵引、推拿、理疗等的辅助疗法。

十五、其他疗法

治疗颈椎病的方法很多，我们不能一一列举，以下仅列出两项，称之为其他疗法。

1. 局部制动

颈椎病患者一般不需要固定，但在颈椎病急性发作期可适当固定颈部。这样可限制颈椎活动和保护颈椎，减少神经根的磨损，减少椎间关节创伤性反应，有利于组织水肿的消退，巩固疗效，防止复发。

常用的颈部固定工具是围领和颈托，它们可用纸板、皮革和石膏制作。

一般固定于颈椎中立位，硬纸板围领可连续应用 1~2 周。如佩戴时间较长，可以引起颈部肌肉萎缩，关节僵硬，以及对围领的依赖性。并且在突然解除后往往症状加重。故颈围的固定时间应适可而止。

2. 练功疗法

颈椎病患者需要适当休息，但不能绝对化。需积极地进行功能活动，以调整颈椎和周围软组织的关系，缓解脊髓及神经根的病理刺激，改善血液循环，松弛痉挛肌肉，增强肌力和颈椎的稳定性，缓解颈椎病的症状。在颈椎病的急性发作期应以静为主，动为辅；在慢性期以动为主，做项臂争力、左顾右盼、拔项、回头望月、“米”字操等活动，各作 3~5 次。（具体练功方法见康复锻炼方法）但椎动脉型颈椎病患者不宜做颈部的旋转运动。此外，还可做体操、打太极拳、练八段锦等运动。

第六章

颈椎病的手术疗法

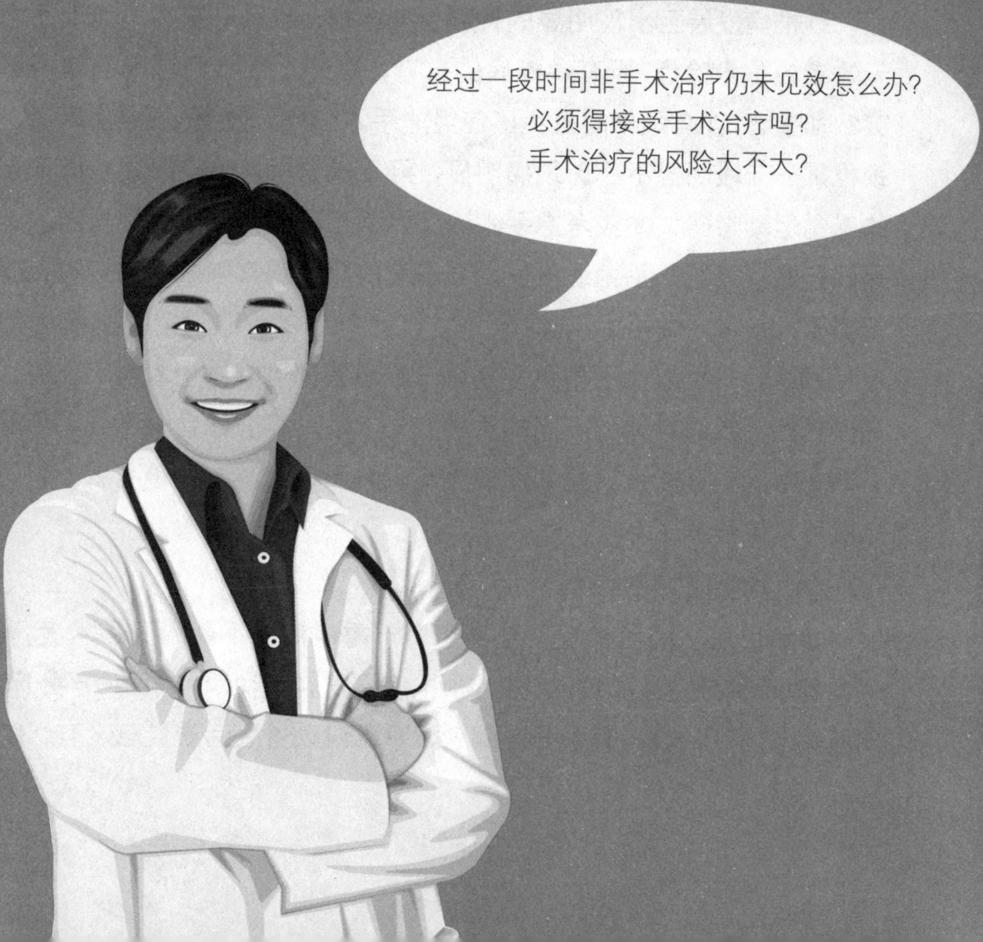

一、手术治疗的适应症与禁忌症

对症状严重经非手术治疗无效的患者应当考虑通过适当的手术疗法来解除病痛。

1. 手术适应症

颈椎病发展至出现明显的脊髓、神经根、椎动脉损害，经非手术治疗无效者应手术治疗；原有颈椎病的患者，在外伤或其他原因的作用下症状突然加重者；伴有颈椎间盘突出症经非手术治疗无效者；颈椎病患者，出现颈椎某一节段明显不稳，颈痛明显，经正规非手术治疗无效，即使无四肢的感觉运动障碍，亦应考虑手术治疗以终止可以预见的病情发展。这四点是四条比较笼统的手术适应症，当患者的病情跟其中之一对应时，就是提示当事人该考虑做手术了。

那么，符合以上手术适应症之一的患者都可以做手术吗？非也，手术有禁忌症。虽然具体到不同的手术方法，禁忌症有的会有差异，但是它们有四条共同的禁忌症，犹如四道关卡，只要撞上其一，患者就不得不遗憾地跟手术说拜拜了。

2. 共同的禁忌症

患者肝脏、心脏等重要脏器患有严重疾病，不能耐受手术者；有出血倾向者；精神异常或心理障碍者；颈椎病已发展到晚期，或已瘫痪卧床数年，四肢关节僵硬，肌肉有明显萎缩者，手术对改善生活质量已没有帮助等。

至于患者适合做哪类手术，不适合做哪类手术，采用哪种手术更好，即所谓的各种手术疗法的适应症及禁忌症，手术的优缺点，接下来会一一跟读者朋友介绍。在介绍手术疗法之前，要特别提醒读者朋友注意两个问题:第一，这节体现的医学知识专业性相对较强，建议非医学专业的读者把这节跟前面的介绍有关颈椎解剖知识的章节联系起来看，那样就不至于看得伤神，眼皮直打架，或许还能体会到点推理的乐趣;第二，对手术疗法种类的选择，患者依赖医师的程度较非手术疗法更大，所以，在这节，我们不会过分地呈现手术过程，而是介绍大致的手术思路与方法，以便大家对不同手术疗法的优缺点能有理性的认识，患者也能做到心中有数。

手术治疗的基本目的是在对脊髓、神经根及椎动脉减压的同时，使局部保持稳定，恢复椎间隙的高度，获得与脊髓相适应的椎管容积。手术疗法分为微创手术和普通手术两大类。相对于普通手术而言，微创手术有创伤小、疼痛轻和恢复快的特点。那有人会问了:既然微创手术这么人性，这么好，还要普通手术干吗？显然，这是个聪明的问题。可是，目前的治疗水平还不能完全照顾到患者的需求，微创手术不能替代普通手术，它不是万能的手术疗法。所以，有意于手术治疗的患者对微创手术切不可迷信。那么，患者朋友在什么情况下可以享受微创手术的待遇，又在什么情况下适合接受普通手术治疗呢？在搞清楚这个问题之前，我们分别来了解一下两种不同的手术疗法。

二、微创手术

微创手术包括四种，分别为经皮化学颈椎间盘髓核溶解术、经皮激光椎间盘汽化减压术、经皮椎间盘切吸术和经皮椎间盘髓核成形术。名称虽然看上去复杂，读起来拗口，其实手段大同小异，都是通过透视机定位穿刺点，引导穿刺针刺入病变颈椎间隙，而后用化学、物理或人工机械的手段作用于相应椎间盘的髓核，以达到减压的目的。总的优点是创伤小，除经皮椎间盘切吸术外，其他三种都不破坏脊柱的稳定性。共同的缺点是手术适应症相对较窄，会继发椎间隙狭窄。

1. 微创手术的种类

(1) 经皮化学颈椎间盘髓核溶解术。它是通过穿刺针往颈椎间盘注入胶原酶溶解其髓核达到减压的目的的。除了有上面提到的共同缺点外，部分患者还会出现过敏反应。

(2) 经皮激光椎间盘汽化减压术。它较经皮化学颈椎间盘髓核溶解术要稍复杂一些，穿刺针的作用就如发射卫星时的火箭，当穿刺针进入预定的“轨道”，就要及时地退出针芯，把激光光纤安装固定在穿刺针内，当这种激光光导纤维经穿刺针腔进入到颈椎间盘髓核的相应位置，连接在光导纤维上的激光器就通过激光汽化颈椎间盘髓核组织达到减压的目的。因为有汽化的过程，所以除了有共同的缺点，还容易出现热损伤。

(3)经皮椎间盘切吸术。它与普通手术的理念相似，需要做一个约0.5厘米的横行切口，用的穿刺针很特别，是套管式定位针。手术的形式比较机械，有几分木匠做家具的意思。当套管式定位针准确地到达预定点后，就将锥形套管由细到粗逐个扩张插入，最终把最粗的“空心楔子”——外套管插入固定，拔出其余的内套管。而后，沿着“空心楔子”这条道，置入小型环锯切割纤维环，然后，放入髓核钳、套管式内切割器等，通过切吸髓核组织达到减压的目的。因为这种方法机械色彩较浓，所以，一方面它不会带来化学损伤、热损伤的问题，而且操作直接；另一方面因为有机械损伤存在的可能，因此缺点也不少，除了有共同的缺点外，它进一步破坏了颈椎的稳定性，易出现椎体不稳。

(4) 经皮椎间盘髓核成形术。它跟经皮激光椎间盘汽化减压术很接近，只不过，退出针芯后，针套内装的不是激光光纤，而是颈椎专用工作棒。当在椎间盘内来回移动工作棒开始工作时，通过电缆线连接在工作棒尾部的射频汽化仪就发生“威力”了：通过冷融切的低温汽化技术，移除髓核组织，达到减压的目的。其手术缺点跟共同缺点基本一致，只是减压作用相对有限，特别是椎间盘退变较重患者，效果较差，部分患者还会出现继发椎间盘退变等。

2. 适应症和禁忌症

从微创手术的方法不难看出，其“惩治”的对象主要是椎间盘的髓核，手段有些单一，手术作用的目标基本一致，所以，它们的适应症和禁忌症也大致相同。

(1) 适应症。颈肩部疼痛，沉重伴上肢根性酸胀、灼痛、麻木等症状；临床症状和体征与 CT、MRI 等影像学诊断相一致；经保守治疗两个月无明显疗效。经皮激光椎间盘汽化减压术和经皮椎间盘髓核成形术的适应症稍微特殊一些，比以上多了“单纯椎间盘膨出，纤维环完整”这一条。

(2) 禁忌症。纤维环破裂，椎间盘脱出或游离至椎管内；骨性椎管狭窄，椎间盘钙化、骨赘或后纵韧带骨化压迫脊髓或神经根；脊髓受压严重；精神异常或心理障碍者；出血倾向，严重心脑血管疾病。

另外禁忌症需要补充以下三点：

①经皮化学颈椎间盘髓核溶解术因为要往颈椎间盘注入胶原酶，所以，

除了一般的禁忌症，胶原酶过敏者，孕妇及14岁以下儿童也是其禁忌的范围；

②经皮椎间盘切吸术因为容易破坏颈椎的稳定性，所以“颈椎不稳”也是禁忌症之一，另外，“锥体束征阳性”也是其禁忌的范畴；

③“颈椎不稳需进行椎间融合者”是经皮椎间盘髓核成形术的禁忌症，切不可不重视。

三、普通手术

普通手术主要包括前路潜式减压术、人工椎间盘置换术、后路减压术和后路减压固定融合术四种。虽然普通手术的名称没有微创手术的复杂，但是它不像微创手术那样小打小闹，打击面较后者广，所以动静比较大。不过它们的手术禁忌症一致，就是在前面提到的那四条共同的禁忌症。

1. 普通手术的种类

(1) 前路潜式减压术。此手术名称显得很含蓄，但却高度概括了手术操作的方法。“前路”：手术选择颈前外侧横行切口，依据减压节段确定切口位置高低；“潜式减压”：切开和潜行剥离相应的组织，见到椎前筋膜、前纵韧带，透视定位病变节段后，将前纵韧带向两侧分离以完全暴露椎间隙及环状纤维结构。而后，以尖刀、髓核钳等工具有步骤、有次序地全部摘除髓核，直达椎体后缘后纵韧带，用刮匙刮除椎体边缘突向椎管的骨赘，给予完全彻底的减压，必要时将病椎次全切除，切除后纵韧带，以适当大小的自体骨块、钛网或椎间融合器置入减压节段，必要时前方用合适钛板固定。

①适应症：了解此手术的方法，大家就不难理解其手术适应症了。脊髓单节段或两个节段来自前方的压迫，主要是退变的椎间盘组织、椎体后缘形成的骨赘，可伴有椎管狭窄、局限性后纵韧带骨化者，颈椎后凸畸形或明显不稳定者。

②优点：这种手术是不是给人以“彻底、干脆、痛快”的感觉？对患者有不小的吸引力啊。它的优点不少。符合颈椎病的生理病理特点，直接清除致压物，减压相对彻底；椎间植骨或植入人工材料使减压融合节段稳定性好；术中及术后并发症少；术后病残率相对较低。

③缺点：不过缺点也不能忽略。融合节段的相邻节段活动量增加，出现继发退行性病变；髂骨取骨处出现残留痛；植骨面可能会出现骨质吸收，后期出现向前成角。

（2）人工椎间盘置换术。此手术命名的风格较直白，从名称上就能体现出手术的重头戏。方法是也按颈前路减压手术入路暴露，切除髓核，潜行切骨，彻底减压病变节段，打磨处理放置假体节段的上下终板，依据不同假体的不同的置入方式，选择并置入合适假体，透视下，各方向活动颈椎，无假体变位现象后，关闭切口。

人工椎间盘置换术没有前路潜式减压术动静大，也没它来得爽气。所以其适应症相对单纯一些。

①适应症：脊髓由于单节段或多节段椎间盘退变受压，而没有椎管狭窄、颈椎后凸畸形，椎间关节没有明显退变者。不过，尽管它看着不如前路潜式减压术痛快，但是因为有“人工椎间盘”的介入，也难免让人有兴趣进一步了解。

②优点：无需植骨，缩短手术时间，无植骨块滑入、滑出与吸收以及供骨区残留痛等并发症；保留了患节的活动度，减少了邻节过早退变发生率；有一定撑开作用，万一手术失败，可再行植骨融合术。

③缺点：由于保留了节段活动度，则增生性骨赘存在复发的可能；有假体移位、断裂的可能；费用较高，适应症窄。在此，要特别提醒患者朋友注意，

有严重骨质疏松的就不要去凑这个热闹了，这是它的禁忌症。

(3) 后路减压术。此手术，就字面而言，看上去很简单，但要把它的名称跟其手术过程联系起来，真是一个“酷”字了得。不过，我们有足够的理由相信，命名者不是拿后路减压术这个名称耍酷，因为其手术方法就是选择从“后路”进入而后进行复杂的减压工序的。具体地说，就是采用常规颈后路正中切口，逐层切开，沿棘突两侧椎板做骨膜下剥离，显露减压节段椎板。如单纯椎间孔切开减压，则可以磨钻磨除病变节段上下少部分椎板，以椎板咬骨钳扩大骨窗，至关节面内侧 4 ~ 5mm，扩大椎间孔内径；如行单开门椎板成形术，则在暴露开门扩大范围内的椎板后，将棘突从基底部切除，同时切除棘间韧带、黄韧带，在铰链侧关节突内侧缘做 V 型骨槽，另一侧以磨钻、椎板咬骨钳切割条状裂缝，向后及对侧逐渐牵拉开门侧内侧椎板，铰链侧 V 型骨槽发生不全骨折，椎管前后径增大，在这一过程中，分离切断的黄韧带及硬膜外粘连，用丝线穿过棘突基部，将其悬吊于铰链侧关节囊上，悬吊侧与铰链侧不全骨折一起维持椎管扩大状态；如行双开门式椎板成形，则在暴露开门扩大范围内的椎板后，在双侧关节突内侧缘做 V 型截骨，作为不全骨折的铰链，将棘突中份纵行切开后，双侧椎板缘分别向该侧后外牵拉，双侧 V 型切骨处不全骨折扩大椎管，可以切除棘突或切开棘突间嵌入髂骨撑开。

后路减压术的操作方法比较复杂，对读者来说，不但需要相应的解剖知识做支撑，还需要一定的空间思维能力。对于理解手术方法的朋友来说，通过推理，推出大部分的手术优缺点大概不是什么难事，对手术适应症也很快能够接受。那么，对于空间想象力不丰富的朋友该怎么办呢？那就直接看下面的结论好了，有个感性的认识也不错。要是实在有兴趣，又苦于力不从心的，建议可以在吃羊蝎子、鸭脖子的时候放慢点速度，多观察，或许能从它们的脊椎结构上找到灵感，继而开窍。

①适应症：脊髓多节段受压；Pavlov 比值小于 0.8 或中央椎管矢状径小于 11mm；病变主要为发育型颈椎管狭窄的基础上轻度退变，或压迫物主

要来自后方，有黄韧带肥厚或黄韧带骨化，褶入椎管，构成压迫，无节段性不稳定。(Pavlov 比值是用来判断椎管狭窄的指标，是用椎管矢状径 / 锥体矢状径的公式来计算的，当比值大于或等于 0.9 时为正常，小于 0.8 则提示椎管狭窄。)

②优点：能直接显露神经组织，允许术中直接解除神经根周围的粘连及压迫，并扩大椎间孔减压。

③缺点：对来自前方的压迫而言，通常是一种间接减压；如椎板切除则容易造成术后颈部不稳定，甚至出现“鹅颈畸形”；如椎板成形则容易出现“开门”后固定不牢再关门，甚则使椎管狭窄加剧。

(4) 后路减压固定融合术。

此手术跟后路减压术有很多相似的地方。它们的前奏曲相同：也是采用常规颈后路正中切口，逐层切开，沿棘突两侧椎板做骨膜下剥离，显露减压节段椎板。接下来，后路减压固定融合术是以磨钻在两侧关节突内侧缘开槽，掀起椎管后壁，切除黄韧带，以椎板咬骨钳或刮匙完成相应部位侧方减压，包括关节突内侧缘潜行减压，保留关节突、关节囊，确定减压彻底后，给予侧块钢板或钉棒等固定。磨除融合节段的关节突关节、侧块皮质骨，将植骨块填充于去皮质化的关节突关节内，并覆盖去皮质化的侧块表面。

我们不难看出，后路减压固定融合术跟后路减压术最大差异就是在手术的后期阶段，也就是体现在其名称上的四个字“固定融合”。因此，虽然这两种手术的优缺点有一些不同，但是它们的适应症完全一致。关于手术适应症的问题已在以上后路减压术部分介绍了，这里就不赘述了。

①优点：除了具备后路减压术的优点，还有一条就是，同时能为减压术后提供牢固支撑，避免术后椎体不稳出现。

②缺点：与前路手术相比，围手术期疼痛增加，康复时间延长；与单纯后路减压术相比则增加了患者医疗费用，延长了手术时间。

在决定手术入路、制订手术方案时应首先了解患者以下情况：

①病变主要来自前方还是后方；

②受累节段多少；

③有无先天性畸形或颈椎管狭窄及狭窄范围；

④有无节段不稳定；

⑤颈椎弧度改变。

如患者系椎间盘突出或椎体后缘骨赘在 3mm 以上，病变主要来自椎管前方，椎管矢状径 12mm 以上，存在椎间不稳定或过度活动，颈椎后凸或变直者，宜行前路减压，在椎间不稳定或过度活动，颈椎后凸或变直患者还应进行椎间植骨融合效果较好。骨赘小于 3mm 或有黄韧带肥厚或黄韧带骨化，椎管矢状径小于 12mm，病变主要为发育型颈椎管狭窄的基础上轻度退变，或压迫物主要来自后方者，应采用后路手术。颈椎后凸畸形严重患者，由于脊髓紧贴挤压于椎体后缘，应用后入路减压效果不佳，应采用前路手术。有时患者存在复合性病变，椎管矢状径在 12mm 左右，椎管前方或后方均有程度相近的病变，此时根据病员症状、体征及特殊检查，以判断引起主要损害的部位，适当选用手术入路，如手术后神经症状未能满意消除，可再用另一手术入路对该侧进一步减压，始能获得满意效果。

第七章

颈椎病的康复护理

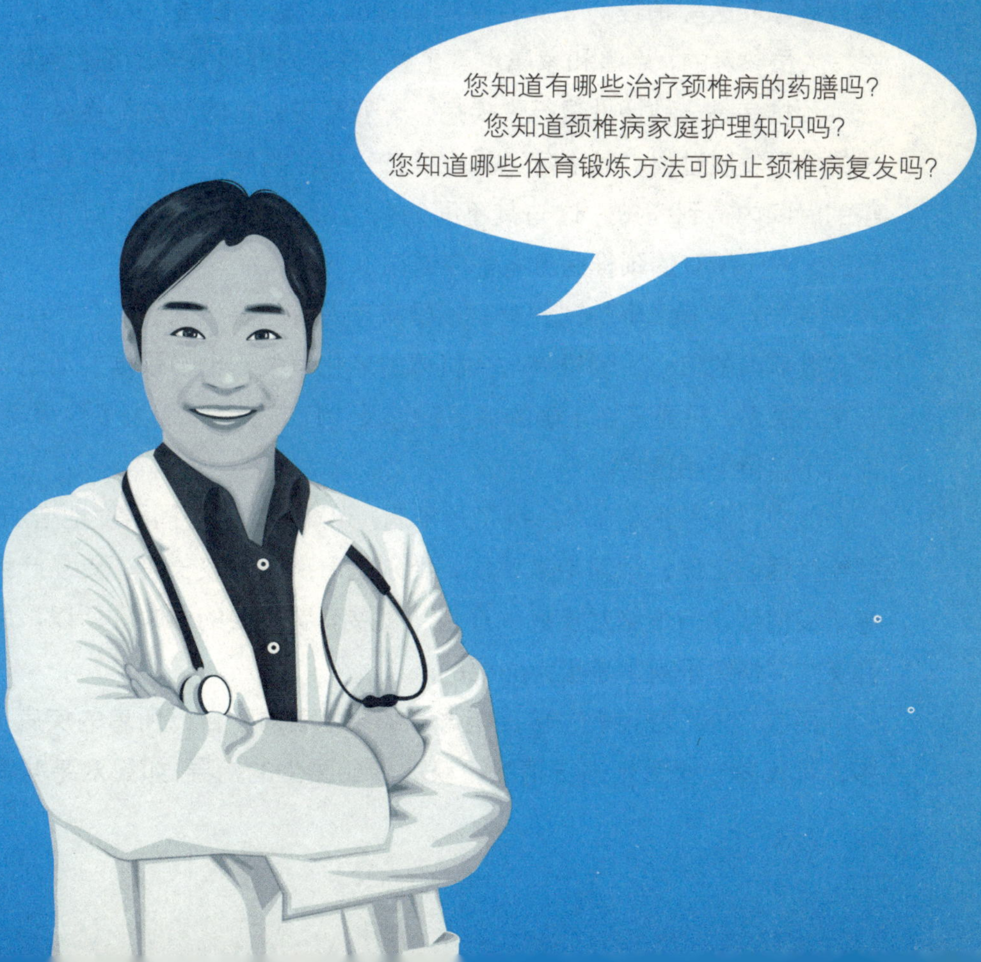

颈椎病的康复护理属于康复医学的范畴，主要是指针对接受治疗尤其是接受手术治疗的患者展开的、促进其康复和预防其复发的一些护理和辅助治疗的措施。患者朋友和其家属固然需要积极配合医护人员，可是，也不是完全被动的，多了解一些康复护理方面的知识，并运用到自身和家庭的康复护理中去，对患者的康复和预防复发是极其有利的。所以说康复护理不单是医护人员的事，患者及其家属也要有积极的康复护理的意识才对。颈椎病的康复护理主要包括家庭护理、自我疗法、推拿疗法、物理治疗、体育锻炼和医院护理。在此，要特别提醒，“医院护理”的部分主要是给医护人员参考的，患者和家属也可了解一下，对此没兴趣的朋友可以不看。

颈椎病是一种慢性退行性疾病，一般来说，它的形成都要经过一个漫长的病理发展过程，其治疗过程也往往较长。当然，也有不少病人能在较短的时间内得到痊愈，这与其不同的病情相关，治疗措施也有很大影响。不过，对于所有的颈椎病患者都应遵循以下几点：

首先，要有正确的认知观。颈椎病患者首先要正确认识对待疾病，树立战胜病魔的信心。颈椎病与人机体的老化有关，也与颈椎的活动、劳损有密切关系，只要坚持正确的康复锻炼及治疗方法，不但大多数都能治好，而且不会留下后遗症。

其次，要有良好心态。得了颈椎病，无疑会给人不同程度地增加痛苦，并给生活、工作、学习带来不便，特别是患病时间较长者，更易产生急躁等不良情绪，而情绪对疾病的产生、发展有着重要的影响。所以，患者胸怀宽广，情绪乐观，是极为必要的。

再次，要虚心请教、接受指导。如果患者对于自己所患的疾病了解不多，可以向专业医生进行请教，获取专业医生的指导；如果对某些锻炼方法有疑问，要听从医生的嘱咐，使自己心中有数地按医生的要求去做，积极主动地配合治疗，这样疗效可能会更好。

然后，要持之以恒、坚持锻炼。颈椎病大多进展缓慢，有时恢复也慢，容易使人产生麻痹的思想或失去信心。有的人工作较重或工作忙，因而忽视了康复锻炼，影响了病情的恢复；有的症状轻，不予防护或治疗不当，不知不觉地病情加重了；有的丧失信心而放弃治疗，任其病变自由发展，导致病情恶化。显然这些都是不可取的，都不利于患者的康复。所以，患者要想早日治愈颈椎病一定要有持之以恒的精神，积极接受治疗，了解和掌握一些康复护理的知识，坚持康复锻炼。

最后，选择有效的治疗方法。治疗颈椎病的方法很多，如何选择最有效的方法呢？首先要明确诊断，并及时将治疗的结果汇报，以便于医生指导或更改方法或措施。一般来说，牵引是大多数的颈椎病患者均有效的方法之一，接受医生指导的牵引重量及牵引角度是非常有必要的。针灸一般不会有明显的不良作用，在选择针刺治疗时，要按照疗程，坚持进行，在一定时间后才会出现明显的效果，一两次游击式治疗只会逐渐加重病情。有的中成药如颈复康颗粒治疗颈椎病疗效显著，建议患者在明确诊断为神经根型颈椎病，椎动脉型颈椎病或颈型颈椎病时，除特殊情况外，要坚持服用此药。但值得注意的是孕妇不可服用此药，以免造成不好的副作用。按摩也是一种较为有效的颈椎病治疗方法，但是其手法的要求根据不同的病情要有不同，同一种手法治疗所有的病人可能会对部分病人造成不可逆的损伤。总之，患者朋友不要因为几次治疗无效或效果不佳，就随意改变治法或药物。

一、家庭康复

家庭康复包括家庭护理、自我治疗和体育锻炼等。

1. 家庭护理

(1) 微创手术治疗后的家庭护理。改变长期低头工作习惯，桌椅的高度应相称，工作1～2个小时后，可以做短暂的颈椎运动，如前屈、后伸、左右旋转和回环等活动，改善颈肌疲劳。日常生活中应保持颈椎的自然状态，避免头颈部过伸、过屈或倾斜，如出现颈部扭伤或落枕，应及时治疗。积极预防和治疗咽喉炎或上呼吸道感染，消除颈椎病的发病诱因。

(2) 颈椎前、后路手术治疗后的家庭护理。听从医生的指导，患者能自己或在家属帮助下佩戴颈围，在侧卧位时保护头颈部，先放置好后托，放平患者头颈部，见后托位置合适后，放置前托并牢固固定，检查松紧适宜后，再坐起或下地。出院后仍要颈围固定2～3个月，避免颈部屈伸或旋转活动。颈围解除前需要经过一段时间的适应，由先睡觉时取下，逐渐改为间断使用颈围，直至解除。睡眠时要保持正确的姿势，枕头高低适宜，颈肩部注意保暖，防止着凉。要持之以恒地进行四肢功能锻炼，3个月后，颈部拍片证实植骨间隙完全融合，则应增加颈部屈伸、旋转运动，如果出现颈部不适、手臂麻木、下肢无力、头晕等症状，应及时颈部制动、卧床休息，不能缓解则应及时到医院就诊。如颈部出现剧烈疼痛、吞咽困难、有梗塞感，则有可能为植骨块移位或脱落，应及时回院复查。

(3) 颈椎病术后家庭饮食指导。饮食上应注意补钙、增加蛋白质，根据不同体质进行饮食调护，如肾阳虚者多食温补之品，如羊肉、猪肉、桂圆等；肝肾阳虚者，多食清补之品，如山药、鸭肉、牛肉、百合等；一般病人可食胡桃、瘦肉、黑芝麻等补肝肾强筋骨的食物。

对于颈椎病，我们采取药膳治疗，可以起到一定的辅助作用，应根据类型、病情轻重、病程长短以及患者的健康状况来选择膳食是非常有意义的。

①颈型：采用祛风除湿、舒筋活络之法，选用《实用骨伤药膳疗法》中的“胡椒根婉蛇肉”之膳。

具体内容：主料：胡椒根100g，蛇肉250g。配料：黄酒、葱、姜、花椒、盐各适量。制法：将胡椒根洗净，切成3cm长的段，将蛇剖腹除去内脏洗净，切成2cm长的段；将蛇肉、胡椒根放入锅内，加葱、姜、盐、黄酒、清水适量，用武火烧沸后，转用文火烧熬至蛇肉熟透即成。用法：分次服食。

②神经根型：采用温经通络、活血祛瘀之法，选用《中药制剂汇编》中的“复方红花药酒”。

具体内容：主料：红花100g，当归50g，赤芍50g，桂皮50g，40％乙醇适量。制法：将上药干燥粉碎成粗末，用40％乙醇1000ml，浸渍10～15天，过滤，补充一些溶剂继续浸渍药渣3～5天，过滤，添加至1000ml即得。用法：口服每次10～20ml，每日3～4次。

③交感神经型：采用清肝疏风、活血化瘀之法，选用《实用骨伤药膳疗法》中的“菊植决明饮”。

具体内容：主料：菊花10g，生山檀15g，草决明15g（打碎），冰糖适量。制法：三药同煮，去渣取汁，调入冰糖。用法：代茶饮。

④脊髓型：采用益气活血、通络起瘫之法，选用《中华临床药膳食疗学》中的：“地龙桃花饼”。

具体内容：主料：黄蓖100g，干地龙（酒浸）30g，红花、赤芍各20g，当归50g，川芎10g，桃仁（去皮尖，略炒）15g，玉米面400g，小麦面100g，白糖适量。制法：将地龙烘干研粉，黄蓖、红花、当归、赤芍、川芎浓煎取汁；将地龙粉、白糖、玉米面、小麦面混匀，并以药汁调和成面团，分制成20个小饼；将桃仁匀布饼上，入笼中蒸熟（或用烤箱烤熟）。用法：每次食饼1～2枚，每日2次。

⑤椎动脉型：采用滋补肝肾、强筋壮骨之法，选用《百病中医药膳疗法》中的“冰糖蛤士蟆”。

具体内容：主料：蛤士蟆油45g，罐头青豆15g，拘杞子10g。配料：姜、葱。制法：将蛤士蟆油盛入瓦钵里，加清水500g、甜酒汁15g、葱节、姜片各6片，蒸2小时，使其初步胀发，取出，去掉姜、葱，沥尽水；除去油上面的黑色筋膜，大的成数块，盛于钵内，加清水500g、甜酒汁15g，蒸2小时，使其完全胀发，捞入大汤碗中；拘杞子洗净，将清水180g，冰糖50g，盛入大碗内蒸1小时，待冰糖溶化时弃去沉淀物倒入盛蛤士蟆油的碗内，放入枸棍子、青豆即可。用法：佐餐食用。

⑥混合型：视证型的偏重而选择用膳。

(4) 选择适宜的床和枕头。正确的睡眠姿势对颈椎病的治疗及痊愈起到至关重要的作用，若睡眠姿势不当，易加剧或诱发颈椎病。睡眠时总的原则是要始终保持颈椎的正确生理曲度，故选择适宜的床和枕头尤为重要。

①床的选择：应选择能够起到维持人体生理曲线作用的床或床垫。如木板床、气垫床、棕榈床垫等。

②枕头的选择：应选用符合颈椎生理曲度要求的枕头。枕头的高低决定头颈部的姿势，而正常的颈椎生理前凸是维持颈椎椎管内外平衡的基本条件，如果枕头过低，头颈后仰，椎管变窄，后方的黄韧带也可向前突入椎管；如果枕头过高，头颈前屈，会增大对椎间盘、髓核组织的压力，加速退变，同时椎管内硬膜囊后壁被拉紧，对脊髓形成压力。所以枕头高低必须适中，一般高度以头部压下后与自己的拳头高度相等或略低，以10～15 c m为宜，长度一般为40～60 c m，宽度为20 c m。枕头的外形可选用长圆柱状与哑铃状两种。若在短时间内，颈椎需要较大力量牵引时，应选用长圆柱形枕头使用；若病情轻微，需要长时间轻微力量牵引时，应选用哑铃状枕头使用。枕芯的选用应根据枕头的形状而定，长圆柱形枕头应选用有一定硬度的枕芯，如用毛竹皮做枕芯，外围缠绕棉花作衬，以

发挥对颈椎的牵引及支持作用；哑铃状枕头的枕芯应以透气性好、质地柔软、富有弹性的材料为佳，可选用荞麦皮、绿豆等。

2. 自我疗法

自我疗法是指在家庭或工作场所自行实施的治疗技术与方法。如晚间睡眠及工作中纠正不良的姿势，进行自我牵引疗法，正确应用围领，合理使用药物等治疗方法。患者应结合个人的病情特点采取相应的自我疗法，才能取得实效。自我疗法作为非手术治疗中的一种有效的辅助疗法，可降低颈椎病治疗后的复发率。

(1) 姿势疗法。正确的坐姿和睡姿有利于颈椎病的早日康复，是体位护理的重要环节。

病人应采取自然端坐的姿势，躯干部保持正直，头颈部略微前倾，不可过度前屈和后伸，不要长时间低头或仰头，避免颈肌疲劳。伏案工作每隔 40 分钟应抬头让双眼远视，同时头颈略向后仰 1 ～ 2 分钟，使颈部肌间隙内的高压状态得到缓解。休息时也可以自我用双手牵伸脖子，轻轻按摩颈部肌肉，这样可促进局部血液循环，平时还可以轻轻转动颈部。应注意工作时颈部的姿势，尽可能选用前高后低的倾斜式桌面，减少伏案时头颈前屈的程度。

睡眠时，应采取仰卧位或侧卧位的睡眠姿势，以低枕仰卧为佳，枕头高度以头部压下后与自己的拳头高度相等或略低为宜。头颈部及胸腰部应保持自然曲度，四肢自然伸直或微屈，全身肌肉放松。维持头颈段的生理曲线不仅是颈椎外在肌群平衡的保证，而且对保证椎管内的生理解剖状态也是必不可缺的条件。应纠正俯卧和左侧卧位的睡眠体位，因为俯卧位往往使头颈处于向一侧极度扭转的体位，易引起颈部肌肉、韧带、关节的劳损，不利于颈椎功能恢复；左侧卧位有加重心脏负担的不足。

生活中注意保持颈椎自然状态，避免长时间仰头、低头等动作，例如织毛衣、长时间上网、躺在沙发上看电视、低头读小说等习惯都不好。

(2) 牵引疗法。

①自我牵引疗法:适用于早期轻度颈椎病，如突发性颈部酸痛，或肩背部及上肢放射性疼痛者。其操作方法是双手十指交叉合拢，举过头顶，手置于枕颈后部，将头后仰，双手用力向上牵引，持续牵引5～10秒钟，反复4～5次。通过颈部牵引椎间隙牵开，可使后突的髓核稍许还纳，也可恢复颈椎椎间关节的正常序列，使症状得到缓解。若椎管狭窄或伴有黄韧带肥厚者，则此法不适宜使用。

②家庭牵引疗法:可在家庭，办公室或宿舍内进行牵引的方法，其设备简便、安全、可自行操作。其简易装置如下:A. 牵引带:可用薄帆布或厚棉布制成;B. 牵引弓:似衣架，中央连接牵引绳，两端有钩固定和挂住牵引带;C. 牵引绳:可用蜡绳，长2.5米;D. 滑轮及固定装置:固定于门，窗或墙;E. 牵引重物:可用沙袋，砖块，重1.5～2 kg。

③坐位牵引疗法:患者首先要选取一个高低适宜，坐垫松软的靠背椅，保持患者腰背部舒适。采用颌枕牵引法(年老体弱病重者可采用仰卧牵引法)，并将重量调整好，通常从3～5 kg开始，逐渐增到8～10 kg，但最重不宜超过本人体重的1/4。持续牵引一般每日1～2次，每次30分钟左右，2～3周为一疗程。在牵引早期(一周内)可出现不适应性反应，一般无需中断治疗，若不适应性反应持续一周以上，应请示医生处理。

(3) 药物疗法。可选用颈复康颗粒。颈复康颗粒的疗效确切，在颈椎病治疗的章节已提到它治疗颈椎病作用明显，尤以治疗神经根型颈椎病和椎动脉型颈椎病疗效最佳。其实，它对治疗颈型和混合型颈椎病的疗效也很好，对治疗交感神经型和脊髓型颈椎病的效果虽然不及其他四种，但是能起到很好的辅助治疗作用。一般接受过手术治疗的患者大多习惯把它作为最重要的辅助治疗药物，以巩固疗效和预防复发。

为何颈复康颗粒如此神通广大呢？其主要的原因在于，经专业的权威部门试验表明它有以下的药理作用:

①颈复康颗粒具有提高血管芽数量，减轻血管壁充血，减轻软骨终板

钙化的作用，从而增加了血液对椎间盘的营养供应，达到延缓椎间盘退变的作用。

②通过调节 IGF-1（胰岛素样生长因子）、TGF-ß（转化生长因子）、VEGF（血管内皮生长因子）等细胞因子表达，可以较好地维持椎间盘的基质生化特性和代谢平衡，保持了椎间盘的生物功能。（细胞凋亡学说）

③具有抑制炎症介质释放，如 PLA2（磷脂酶），PGE2（前列腺素），降低炎性细胞因子作用，从而减轻局部炎症对颈部神经根的刺激，缓解疼痛，发挥抗炎镇痛作用。

④对椎间盘细胞 ECM（细胞外基质）有保护作用，维持了胶原正常的合成与降解之间的代谢平衡，为转骨细胞的生长提供了所需的生物活性环境。

正因为颈复康颗粒疗效肯定，又是纯中药制剂，副作用少，价格适中，所以它早已深入人心，成为广大颈椎病患者家庭必备药了。

（4）热敷疗法。热敷疗法是通过温热的刺激，或辅以适当药物，引起血管、淋巴管扩张促进局部和周围血液、淋巴循环，改善局部组织营养和全身机能，促进炎症及水肿的吸收，增强细胞的吞噬作用，改善组织粘连，松弛骨骼肌，减少神经末梢致痛物质的释放，从而达到缓解疼痛的作用。常见疗法包括以下几种：

①热水袋热敷：选择舒适的体位，以适宜温度的热水袋敷于颈后部，每日热敷两次，每次 20 ~ 30 分钟。可以缓解颈椎病引起的轻度颈部僵硬不适，肩背部酸痛、麻木等症状。使用时一定注意水温，温度过高容易烫伤皮肤，温度过低影响疗效，由于患病期间，皮肤对冷热敏感度下降，故应以正常部位皮肤感觉不烫为准。禁用于颈前方大血管处，皮肤损伤早期、溃疡、炎症、水疱等也禁用。

②醋水热敷：醋性酸苦温而无毒，有活血消肿、软坚散结、活血止痛之功，醋水可以促进水肿的吸收和颈部僵硬肌肉、肌腱等的软化。治疗时以温水兑入少量食醋，用毛巾或纱布浸泡其中，然后在颈部进行热敷，每

次30分钟左右，每日一次。应用此疗法要注意水温不能太高，食醋不能加入太多，以避免烫伤或刺激皮肤。

③中药烫疗：选用活血化瘀、舒筋通络中药组方。透骨草、伸筋草各25g，当归、红花、川芎、乳香、没药、桂枝、葛根、羌活、独活、细辛各15g，如急性期可加五味子、白芍等，缓解期可加补肝肾、强筋骨的药物，装入一事先缝好的布袋中，扎紧袋口浸湿药物，放到蒸锅里蒸透，取出后用毛巾包裹放在颈部、肩部进行热敷治疗，每次30分钟左右，每日一次。温度以能耐受为度，避免烫伤。

所有热敷治疗最易出现的问题是局部治疗区的烫伤，患者应根据年龄、体质、热疗方法的不同，掌握适宜的温度。禁止在皮肤病变及破损处进行热疗。如出现局部皮肤烫伤，应立即采用凉水或冰块局部冷敷，如有水疱出现，不可把疱弄破，更不可随意涂抹牙膏、酱油或外用药膏，应在冷敷的同时尽快到医院就诊。

(5) 固定疗法。固定疗法指采用颈围、颈托或支架固定，起到颈部制动和保护的作用，能减轻头对颈部的负荷，使颈部肌肉得以放松，通常适用于脊髓型和急性发作期或症状较重的病人，但不宜长期戴用，以免发生颈背部肌肉萎缩和关节僵硬、固定依赖等不良后果。颈围可用石膏也可用塑料加垫制作而成，轻便、易携带。颈托上面托住下颌和枕骨，下面抵住双肩，前面胸部和后面背部稍延长以阻止前后活动。颈托的活动范围较颈围小，制动效果好。支架是用皮革和钢条制作的，前面两钢条上端为下颌托，下为胸部护片；后面两根钢条上端为枕骨托，下为背部护片，各有三条皮带前后连接，中间皮带通过肩部两块垫片，收紧皮带可使枕颌与两肩距离加大而增加牵引力。

(6) 推拿疗法。适当地按摩及推拿，对部分颈椎病患者效果明显。其主要作用机制及具体方法详见颈椎病治疗章节。

(7) 物理治疗。物理治疗是利用各种物理因子对人体的刺激作用引起人体各种反应以调节人体生理功能，有消炎、消肿、止痛解痉等作用，从而达到防病治病与康复的目的。其具体的作用、作用机理等详见颈椎病治疗章节。

常用方法如下：

①电疗。直流电药物离子导入法：利用直流电和药物的综合作用达到治疗目的的一种方法。应用电压为100V以下，电流强度为100mA以下。常用的药物有陈醋、威灵仙、10％碘化钾、普鲁卡因等。治疗方法为将导入用药适量均匀撒布于滤纸或纱布上，其上再放上一般直流电疗法的衬垫和铅板，将与药物极性相同的电极作为治疗电极固定于患者颈后部位，另一电极固定于患肩、臂或手背处。然后按直流电技术操作。每次治疗20～30分钟，每日或隔日一次，一疗程为20～30次。视病情及治疗部位皮肤情况，间隔一定时间可重复治疗。在颈椎病治疗的章节，把它单独放在了“中药离子导入疗法”的部分，有兴趣的朋友可以看一下。

电兴奋疗法：是应用感应电和直流电治疗疾病的方法。通过交替应用感应电和直流电，以超强剂量、短时间地断续刺激可以改善局部血液循环，促进新陈代谢，提高肌张力，防止肌萎缩。此外也可单独应用感应电流，以脉冲方式作用于颈背部肌肉，作为一种提高肌肉张力，加强肌力的锻炼性疗法，用于恢复期、慢性期颈背肌力弱的病人。每次治疗3～5分钟，每日1～2次。治疗时通电时间不宜过长，防止副损伤，经治疗有皮肤过敏者，应停止治疗。

调制中频电疗法：是在干扰电基础上发展起来的中频电疗法，具有促进局部血液循环和淋巴回流、锻炼肌肉、解痉、止痛等作用。每日1～2次，每次治疗15～30分钟。急性炎症、出血倾向、肿瘤、活动性肺结核及使用心脏起搏器的患者禁用此疗法。

超短波电疗法：具有较强的深部热疗作用。通过该疗法可以扩张深部毛细血管，改善颈椎及其周围组织的血液循环，促进新陈代谢，改善临床症状，对脊髓型、神经根型颈椎病具有较好的疗效。每日1～2次，每次治疗15～30分钟，10次为一疗程。肿瘤、活动性肺结核及使用心脏起搏器的患者禁用此疗法。

②光疗。红外线疗法:可分为近红外线和远红外线疗法。远红外线仅穿透皮肤达 2mm，作用只能达到皮肤的表层组织。近红外线可穿透皮肤约 10mm，因此，作用较深。红外线对人体的主要作用是热作用，可以改善局部血液循环、消炎、消肿和降低局部神经末梢的兴奋性，加强局部组织代谢，促进病理产物的吸收，从而缓解疼痛。每日 1 ~ 2 次，每次治疗 15 ~ 30 分钟，10 次为一疗程。

激光疗法:常用氦—氖激光，是高亮度、高单色性、高定向性的光束。小功率及中强度激光能镇痛、消肿、降低局部神经末梢的兴奋性和促进创面愈合的作用。应用低或中强度激光于颈后局部照射或取穴照射，每日 1 ~ 2 次。治疗时应保护病人的眼睛。

③磁疗法。是应用磁场作用于人体的穴位或患部治疗疾病的方法。磁场具有消炎消肿、镇痛镇静等作用。磁疗的方法有很多，包括穴位磁片贴敷疗法、磁按疗法等。其中最常用的是脉动磁场法和电磁法，每次 20 ~ 30 分钟，每日一次，10 ~ 15 次为一疗程。

④中药热敷疗法。在颈椎病治疗的章节，属于“中药熏洗热敷疗法”的部分，它是应用药物被加热产生的蒸气作用于机体以治疗疾病。同时具有物理治疗和药物的双重作用，药物由皮肤吸收到达患部，渗透作用较强。方法是用适当的药物加水煮沸后药袋直接（40 ~ 50℃）热敷患部，也可将药物碾成粉末，装袋采用醋煮、水蒸、微波加热等方法加热，热敷患处，以提高疗效和治疗安全性。每次 30 ~ 50 分钟，每日二次。应用时应注意控制温度，防止皮肤烫伤。

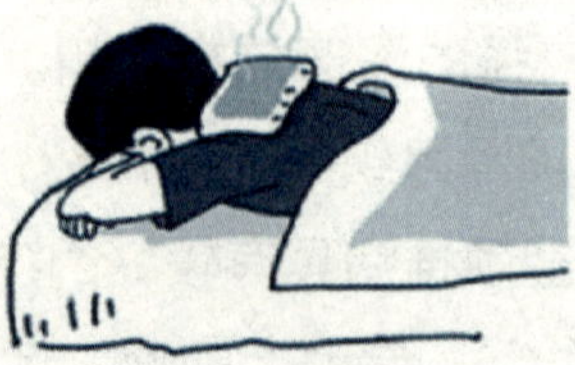

中药热敷图

3. 体育锻炼

体育锻炼是颈椎病的辅助治疗之一，尤其对轻、中度颈椎病以及术后恢复期是必要的，而对防止颈椎病的复发也有着极重要的意义。锻炼方法较多，可选用动作简单，容易掌握，尤其适合中老年病人的方法。整个过程要求动作轻柔、和缓、稳健，频频有序地进行。运动量的大小可根据各人年龄和体质灵活掌握，以病人不感头晕，能够耐受为度。每日锻炼 2 次，一般应安排在早起和晚睡前进行比较恰当。

（1）准备动作。预备姿势：两脚分开与肩同宽，两臂自然下垂，全身放松，两眼平视，均匀呼吸，端坐或站立均可。动作：十指交叉贴于后颈部，左右来回摩擦 120 次，该法有改善局部血液循环和营养状态的作用。注意运动要缓和，用力要充分，要持之以恒。

（2）前屈后伸。预备姿势：两脚分开，双手叉腰（端坐或站立）颈肩部放松，两目平视，自然呼吸。动作：头先前屈，将下颌尽量触及胸部（同时呼吸，吐浊气）然后再缓慢尽量后伸，目随之上视（同时吸气，吸清气）一屈一伸，反复进行 8 次。动作速度宜慢，不要快，头部有不适时，即应停止。该法有改善颈椎活动范围，恢复正常的生理弧度，增强伸屈能力的作用。

（3）左顾右盼。预备姿势同上。动作：头由中立位向一侧尽量缓慢屈曲（同时呼气）然后缓慢恢复原中立位（同时吸气），如一侧有病练单侧 8 次，两侧有病练双侧各 8 次。肌肉痉挛明显者，锻炼先局部按摩，或毛巾热敷局部。该法有改善颈椎侧方肌粘连和挛缩的功效。

（4）回头望月。预备姿势同上。动作：请参照颈椎病的预防章节“颈椎的功能锻炼”部分。

（5）金狮摇头。预备姿势同上。动作：请参照颈椎病的预防章节“颈椎的功能锻炼”部分。

（6）前伸探海。预备姿势同上。动作：请参照颈椎病的预防章节“颈椎的功能锻炼”部分。

(7) 收功。做完上述动作后，双手交叉放于颈后，用双手掌根对颈部进行适度按摩，结束。

以上动作的要领是速度缓慢，动静结合，幅度逐渐加大，每做完一次后，自然呼吸，间歇数秒钟后再重复下一次。引起症状的动作方向需逐步适应，顺势而动。在进行功能锻炼时需量力而行，由易到难，循序渐进。

二、医院康复

医院康复包括医院护理即术后护理和心理护理，物理治疗和功能锻炼等。

1. 心理疗法

(1) 解除患者紧张情绪，树立战胜疾病的信心。颈椎病患者多伴有肢体功能障碍，易产生恐惧心理，造成心理负担，丧失治疗信心。护理人员要热情、耐心地给予护理并加以安慰。为患者讲解颈椎病基本医学知识，减轻患者心理压力，使其对所患疾病有初步了解和新的认识，增强战胜疾病的信心，使其情绪稳定，积极参与及配合治疗。

(2) 给予患者鼓励和保证。护理人员通过鼓励使患者感到被关心、同情和帮助，通过护士对健康的保证，唤起患者的希望和信心，但是在进行保证和安慰时既要坚定有力，又要以事实为依据，绝不能轻易许诺，否则一旦保证不能实现，必然使患者失去对护士的信任。

(3) 运用各种方式及时与患者沟通。良好的护患关系是心理护理的前提，护士应充分运用治疗性语言和非语言性的沟通技巧，要态度和蔼，语言亲切，动作轻柔，技术娴熟。对患者出现的疼痛等表示理解和同情，以取得患者的信任，语言沟通时要发自内心，用真诚的语言打动患者，使其感到温暖，让患者易于接受。非语言的交流最常用和最有效的首先是微笑，真诚的微笑对患者极富感染力。同时恰当的眼神则会调节医患双方的心理距离。用手势配合语言也会提高表现力和感染力。

(4) 调动家庭成员的积极参与。让患者家庭成员了解颈椎病的康复知识，配合营造和谐的家庭气氛，帮助患者树立起坚持治疗疾病的决心，引导家庭成员给予患者适当心理支持，鼓励患者参加各种娱乐活动，调动生活情趣，使其思想放松，注意力转移，调整心情，提高免疫力，加强身体素质，促进疾病恢复。

2. 颈椎病术后的院内护理

(1) 微创手术治疗后的护理。

①常规护理。术后注意生命体征的变化，穿刺点有无渗血及血肿，观察脊髓神经功能、颈肩痛、肢体麻木、眩晕症状恢复情况以及有无神经根水肿的发生；术后应佩戴颈围，保持颈部处于中立位，颈部固定一周；术后当天卧床休息，自主卧位，可离床大小便，术后第二天可下床自由活动，翻身及活动时保持头颈部一致，防止旋转和摆动；部分病人术后 2 ~ 3 天可以出现症状加重，是由于神经根水肿引起，在及时药物治疗的同时，应告知患者发生的原因，解除其顾虑，一般 1 ~ 2 天后症状可缓解。

②功能锻炼。术后的功能锻炼以练习颈部的伸屈与旋转为主，避免练习颈部侧弯的动作，因侧弯可以使一侧椎间孔受压，产生副作用。

(2) 颈椎前、后路手术治疗后的护理。

①常规护理。监测生命体征，保持呼吸道通畅。颈椎手术后 1 周为水肿期，术后 1 ~ 2 天为水肿初期，4 ~ 5 天为水肿高峰期。因手术中牵拉气管、神经或术中止血不完全可致喉头水肿、痉挛或气管受压，最终导致低效性呼吸形态的发生，血氧饱和度下降甚至窒息死亡。术后可行雾化吸入，每日两次，缓解痉挛，促进消肿和排痰。在此期应监测血氧饱和度变化，观察生命体征变化。床旁备气管切开包及吸引器以便于急需时使用。

观察切口有无渗血和血肿。观察伤口出血，特别观察颈深部血肿，多见于手术后当日，尤其是12小时以内。注意颈部是否增粗，伤口负压引流是否通，认真记录引流量及颜色。如吞咽反射正常，术后宜进少量冷流质，以利局部止血。若引流过多，色鲜红，切口敷料渗出多或周围局部隆起，颈部增粗，且病人自觉呼吸费力，提示有活动性出血，应及时通知医生，开放伤口，清除血肿，止血并配合抢救。术后还应及时更换床单、衣裤，保持病室、病床的清洁卫生，监测体温、粒细胞的变化，预防切口感染，必要时延长抗生素使用时间。

术后患者卧床休息，颈部制动，保持颈椎稳定，颈部两侧放置沙袋或米袋，固定颈部，术后6小时内不宜进行全身翻身，每30分钟进行一次局部翻身，依次抬起左臀、右臀、左肩、右肩等压疮好发部位，术后6小时进行轴线翻身，翻身时应保持头、颈、胸在一条直线上，同时转动。当侧卧位时，将头垫高与脊柱保持同一水平，以保持颈椎段位置相对稳定。前路手术者取平卧位，颈部及肩胛之间垫棉垫，使颈部处于中立位，禁忌过伸、过屈及扭曲等；后路手术者可采取俯卧位，肩胸部及额面部垫高，以保持呼吸道通畅和防止压迫颈后部造成“开门”发生关闭。术后保持皮肤清洁、干燥，骨突处垫海绵垫，卧于气垫床，每2小时翻身1次，并在受压处用50%酒精按摩。术后2天，可适当低坡卧位，以利于呼吸，减轻颈部水肿。

一般术后6小时开始进流质饮食，药物应研粉，逐渐过渡到半流质、普食。对一过性咽喉痛、吞咽困难者，给予雾化吸入、消炎止痛等处理，予流质少量多餐或适当的静脉营养支持。做好口腔护理，防止口腔感染。进食时勿污染敷料及颈围，污染后及时更换。

无括约肌功能障碍者，大多能自行排尿，有术后尿潴留，予以持续导尿，每4～6小时开放尿管1次，进行膀胱训练，观察尿液量、色、性状，必要时行呋喃西林膀胱冲洗。便秘者要调节饮食结构，必要时给予缓泻剂。

②功能锻炼。根据术式及术后时间等情况，指导或协助患者进行适宜

的活动和功能锻炼，以循序渐进的原则保持肌肉、关节功能。术后当天即可协助患者进行四肢关节功能锻炼，主动、被动伸屈运动，50次/组，30组/天，以后逐渐增加锻炼强度。

上肢主要练习握捏、系扣子、屈肘、耸肩、举物、拉橡皮筋等力所能及的活动。

手功能锻炼:脊髓型颈椎病脊髓受压损害后，可造成脊髓病手（指间肌麻痹，致手指并拢及握拳障碍）。因此，主要应锻炼手捏与握的功能，方法有:A.拇指对指练习;B.手握拳然后用力伸指;C.分指练习外展内收，用手指夹纸;D.揉转石球或核桃;E.捏橡皮球或拧毛巾。以上方法每日可练习3～4次，20～30分钟/次。

双下肢按摩及抬高练习，每日10～20分钟，以防下肢静脉血栓或肺栓塞。练习股四头肌收缩、踝关节背伸、髋、膝关节伸屈等活动。

下床活动时注意在陪护看护前提下进行活动和行走锻炼。以不疲劳为度。

③心理护理。介绍颈椎病的病因、手术治疗过程、康复治疗方案、疾病的预后以及发挥自身潜能的重要意义，通过社会支持系统（尤其是亲人）的关怀和鼓励，使患者保持最佳的心理状态，达到心理康复与功能康复的充分协调。